AF383652

TOPOGRAPHIE MÉDICALE

DU

SAHARA

DE LA PROVINCE D'ORAN

PAR LE DOCTEUR

ARMIEUX

Médecin major de 1re classe des hôpitaux militaires,
Chevalier de la Légion-d'Honneur et de l'ordre de Pie IX,
Membre résidant de l'Académie des Sciences, Inscriptions et Belles-lettres
de Toulouse,
de la Société impériale de médecine de la même ville,
de la Société archéologique du midi de la France,
Membre titulaire de la Société des Sciences industrielles, Arts
et Belles-lettres de Paris,
Membre correspondant et Lauréat de la Société de Climatologie algérienne,
de la Société Académique de l'Aube,
de la Société d'agriculture de la Haute-Garonne, etc., etc.

OUVRAGE COURONNÉ PAR LA SOCIÉTÉ DE CLIMATOLOGIE ALGÉRIENNE

ALGER
IMPRIMERIE TYPOGRAPHIQUE DE F. PAYSANT,
Rue des Trois-Couleurs, 19.
1866

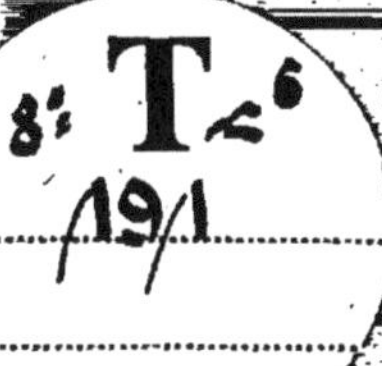

TOPOGRAPHIE MÉDICALE

DU SAHARA

de la province d'Oran

TOPOGRAPHIE MÉDICALE

DU

SAHARA

DE LA PROVINCE D'ORAN

PAR LE DOCTEUR

ARMIEUX

Médecin major de 1re classe des hôpitaux militaires,
Chevalier de la Légion-d'Honneur et de l'ordre de Pie IX,
Membre résidant de l'Académie des Sciences, Inscriptions et Belles-lettres
de Toulouse,
de la Société impériale de médecine de la même ville,
de la Société archéologique du midi de la France,
Membre titulaire de la Société des Sciences industrielles, Arts
et Belles-lettres de Paris,
Membre correspondant et Lauréat de la Société de Climatologie algérienne,
de la Société Académique de l'Aube,
de la Société d'agriculture de la Haute-Garonne, etc., etc.

OUVRAGE COURONNÉ PAR LA SOCIÉTÉ DE CLIMATOLOGIE ALGÉRIENNE

ALGER

IMPRIMERIE TYPOGRAPHIQUE DE F. PAYSANT,
Rue des Trois-Couleurs, 19.
1866

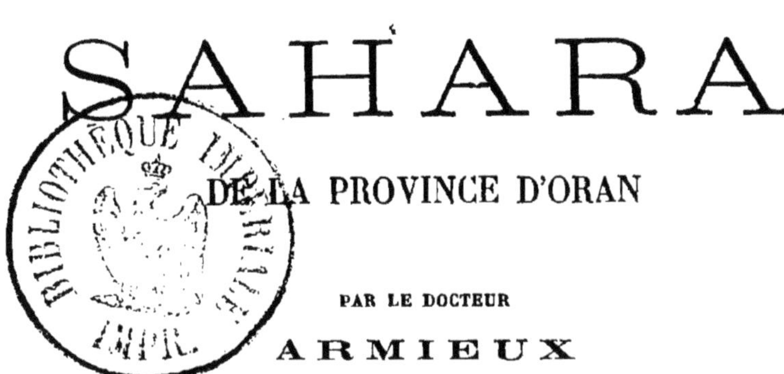

(Extrait de la GAZETTE MÉDICALE DE L'ALGÉRIE)

ERRATA.

Pages	lignes				
10	8	*au lieu de* :	formé de puits,	*lisez* :	jalonnée de puits.
16	2	—	jaunâtre	—	saumâtre.
37	31	—	de la monture	—	de sa monture.
41	23	—	cyanecula	—	cyanerula.
49	27	—	communes	—	communs.
50	2	—	cocinelles	—	coccinelles.
54	13	—	soufreteux	—	souffreteux.
59	35	—	Hippocripes	—	Hippocrepis.
60	6	—	Scrofolaria	—	Scrofularia.
60	35	—	Kel bech	—	el Kebch
61	11	—	Fiestuca	—	Festuca.
61	26	—	Centaurga	—	Centaurea.
62	10	—	sur les bords	—	sur leurs bords.
62	18	—	conineum	—	coccineum.
62	31	—	formées	—	formés.
63	22	—	fistœlosus	—	fistulosus.
64	12	—	du Ksour	—	des Ksour.
66	17	—	Arce	—	Arec.
66	30	—	corus	—	cônes.
67	1	—	follioles	—	folioles.
67	3	—	servent	—	s'utilisent.
69	26	—	Maximum $+ 5°$	—	Maximum $+ 45°$.
70	25	—	Provence	—	Languedoc.
72	2	—	produit	—	il se produit.
72	19	—	le service	—	la marche.
81	33	—	thutes	—	toutes.
81	33	—	L'exaltation	—	L'exhalation.
82	8	—	partie	—	abondance.
83	11	—	extérieur	—	intérieur.
91	17	—	c'est	—	c'était.
91	28	—	nombreux	—	graves.
92	16	—	graveleuse	—	granuleuse.
94	35	—	eudémiques	—	endémiques.
98	9	—	grandes	—	graves.
101	34	—	femme mongole	—	race mongole.
102	14	—	parle	—	parlent.
106	9-10	—	palmiers	—	paniers.
111	16	—	comptait	—	comptent.
113	6	—	sont pas sans	—	soient pas son.

TABLE DES MATIÈRES

TOPOGRAPHIE MÉDICALE

DU

SAHARA DE LA PROVINCE D'ORAN

PRÉAMBULE.

Ce travail aurait pu être rédigé plus tôt; il y a quelques années déjà que j'ai visité le Sahara ; mais les choses changent peu dans cette région, et l'esquisse que j'en trace a conservé toute son actualité.

Des circonstances indépendantes de ma volonté m'ont empêché de publier plus tôt le résultat de mes observations sur ce curieux pays. En outre, j'avais rapporté de nombreux échantillons ; il a fallu, pour les classer, procéder à des recherches assez étendues sur diverses branches des sciences naturelles. Les études auxquelles je me suis livré, et dont ce voyage a été le point de départ, m'ont été extrêmement profitables. J'ai donc acquis, en écrivant ces lignes, quelques notions nouvelles. Je serais heureux de penser que mes lecteurs, en les parcourant, pourront aussi y gagner quelque chose.

BIBLIOGRAPHIE.

Voici quelques-uns des ouvrages que j'ai utilement consultés et que je cite dans ma rédaction :

Exploration des Ksours et du Sahara de la province d'Oran, par le colonel DE COLOMB, commandant supérieur du cercle de Géryville. — Paris, Challamel, 1858.

1

Les Oasis de la province d'Oran, par le Dr L. LECLERC. Alger. — 1858.

Flore de l'Algérie, par G. MUNBY, colon d'Alger.—Oran. 1858.

Catalogue des mammifères et des oiseaux observés en Algérie, par le commandant LOCHE, conservateur du Musée d'histoire naturelle d'Alger.

Considérations générales sur le Sahara algérien et ses cultures et *De quibusdam plantis novis in Sahara algeriensi Australiori lectis, anno 1858*, par E. COSSON; extraits du *Bulletin de la Société botanique de France*. —1859.

Flora atlantica, par DESFONTAINES. Paris. — 1798.

Exploration scientifique de l'Algérie. — 1840, 41 et 42. — Mammifères et oiseaux, par LEVAILLANT. — Reptiles et poissons, par GUICHENOT. — Articulés, par LUCAS. — Hygiène, par le Dr PÉRIER.

Géologie et minéralogie du Sahara d'Oran, par le Dr Paul MARÈS; extraits des *Annales de la Société météorol. de France*.

Gazette médicale de l'Algérie,
Revue algérienne et coloniale,   Articles et travaux divers.
Mémoires de médecine militaire,
Algérie médicale, par le Dr ARMAND.

Médecine et hygiène des Arabes, par le Dr E. BERTHERAND.

Lettres d'Afrique et Expédition dans le Sahara en 1847, par le Dr Félix JACQUOT.

Géographie de l'Algérie, par E. CARREY et O. MAC-CARTHY.

Antiquités de la province d'Oran, par le capitaine AZÉMA DE MONTGRAVIER. Ouvrage couronné par l'Institut, en 1849.

Les chevaux du Sahara. — *Mœurs et coutumes de l'Algérie*. — *Le Sahara algérien*. — *Le Grand Désert*, par le général DAUMAS.

Je dois aussi des communications importantes à M. le Dr ESPARBÈS, médecin en chef de Géryville, en 1859, auquel j'exprime ici toute ma gratitude, ainsi qu'aux personnes qui ont bien voulu m'aider de leurs conseils et de leurs lumières et faciliter mes recherches statistiques et scientifiques.

INTRODUCTION.

Il y a trente-deux ans, la France, en mettant le pied en Algérie, renversait un gouvernement barbare et faisait cesser un spectacle scandaleux et humiliant pour l'Europe civilisée. Après une longue lutte contre un climat inhospitalier et des populations fanatiques et hostiles, la France a affermi sa domination (1). En étudiant le pays, elle a appris à en éviter les dangers, à en utiliser les richesses en faisant éclater sa force, sa justice, sa magnanimité, elle a fait supporter et bénir son joug. Puis, tranquille au dedans, elle a jeté les yeux autour de sa conquête, elle a poussé plus avant ses investigations, un intérêt puissant l'attire vers les régions du Sud. Il y a là une conquête à faire sur le domaine de l'inconnu.

Les besoins actuels de la politique, les besoins futurs du commerce de l'intérieur de l'Afrique se sont réunis pour servir la science. On a pénétré dans ce Sahara redouté, on a sondé les profondeurs de cette contrée mystérieuse, qui semble un défi jeté à notre curiosité, et qui, placée à nos portes, est moins bien connue que la lune, située à 360,000 lieues de nous, suivant l'expression de M. Babinet.

Plusieurs, n'écoutant que leur ardeur, se sont précipités en avant, quelques-uns ont péri victimes d'un dévoûment glorieux dont nous recueillerons les fruits; d'autres ont interrogé patiemment des nomades, des pèlerins, des nègres, des voyageurs, des commerçants indigènes, et ont fait des livres où ils ont peint avec exactitude un pays qu'ils n'avaient point vu.

La littérature, la peinture ont déjà donné un reflet original du désert entrevu par quelques artistes.

D'autres, la sonde de l'ingénieur à la main, ont renouvelé le miracle de Moïse; ils ont fait jaillir des sources abondantes,

---

(1) Depuis que ces lignes sont écrites, une insurrection a éclaté dans le Sud de la province d'Oran et a donné un intérêt d'actualité de plus à la description de ce curieux pays.

aux applaudissements des populations reconnaissantes ; ils ont fait naître la vie et l'abondance où régnaient la misère et la mort.

D'autres ont conduit sans accidents des expéditions dans des régions où l'on pensait que des êtres humains pouvaient à peine vivre.

J'ai fait partie d'une de ces expéditions, où tout ce que la prudence et le savoir pouvaient inspirer de soins et de prévisions avait été réuni, et j'ai assisté au curieux spectacle d'une petite armée bravant, pendant quatre mois, les influences climatériques les plus extrêmes, et vivant de la vie précaire du désert, soutenue par la confiance dans le chef, l'attrait de l'inconnu, l'audace et l'insouciance qui sont les traits saillants du caractère français.

La topographie médicale de l'Algérie n'a été qu'esquissée, celle du Sahara algérien est à faire. En attendant des ouvrages plus étendus sur ce sujet si intéressant, j'apporte une pierre à l'édifice.

La partie du Sahara que j'ai étudiée est la plus intéressante de l'Algérie, parce qu'elle est le chemin le plus court et le plus facile pour pénétrer dans l'intérieur de l'Afrique. Elle mérite une description particulière par sa physionomie spéciale, ses limites bien déterminées, son altitude, sa configuration, son climat, ses produits.

C'est une vue d'ensemble que je me propose de donner, et j'aurai ainsi posé les jalons de l'étude plus complète, plus approfondie, d'un pays curieux à plus d'un titre, et dont les phénomènes naturels sont féconds en surprises et en enseignements.

GÉOGRAPHIE.

Lorsqu'on s'avance vers le Sud de nos possessions algériennes, et lorsqu'on a gravi les derniers sommets de l'Atlas qui dominent le Tell, on arrive à une région étrange, particulière, et qui sert de transition entre les pays peuplés et cultivés et le grand désert, ou mer de sable.

Cette région se nomme le Sahara. On a donné diverses étymologies du mot Sahara. Je pense qu'on doit placer son origine dans l'expression arabe *Sarahh* (سارح), qui signifie pasteur (J.-J. Marcel, *Vocabulaire arabe*, Paris, 1837)

Le Sahara est divisé en trois portions qui correspondent aux trois provinces du Tell. Je ne m'occuperai, dans ce travail, que du Sahara d'Oran, ou de l'Ouest, qui est le plus méridional des trois et aussi le plus élevé. Cette altitude augmente encore dans le Maroc, où il existe, sous les mêmes latitudes, des montagnes couvertes de neiges éternelles.

La forme générale du pays que je vais décrire est celle d'un grand bassin, élevé au-dessus du niveau de la mer, parallèle à la côte, et borné au Nord et au Midi par deux massifs montagueux.

Sa limite nord est formée par une ligne accidentée qui suit le sommet de l'Atlas, là où finissent les cultures et la végétation arborescente ; cette ligne est jalonnée par des postes militaires, occupés depuis longtemps, et qui sont, en partant de l'Ouest, *Sebdou*, au Sud de Tlemcen, *Daya*, au Sud de Sidi-bel-Abbès *Saïda*, au Sud de Mascara, *Tiaret*, au Sud de Mostaganem. De bonnes routes relient tous ces postes entr'eux et avec les villes de l'intérieur et de la côte.

La limite ouest du Sahara d'Oran est la frontière fictive qui sépare le Maroc de l'Algérie. Cette frontière passe au milieu du *Chott-el-Gherbi*, et elle descend ensuite au Sud, en s'infléchissant un peu vers l'Est.

La limite est sépare le Sahara d'Oran de celui d'Alger. La limite sud n'a rien de bien déterminé ; cependant elle est indiquée par les dernières pentes des montagnes des *Ksour*, et les oasis qui n'ont devant elles que les vastes espaces sans habitations fixes, sans routes et sans eau. On peut la figurer par une ligne parallèle à la côte, partant d'*El Aghouat*, province d'Alger, pour aboutir à *Figuig,* réunion d'oasis qui appartiennent au Maroc.

La région qui nous occupe forme une espèce de parallélogramme compris entre les 34°, 30 et 32°, 30 de latitude Nord, entre les méridiens 0° et 4°, 20 de longitude Ouest.

Sa largeur moyenne, de l'Est à l'Ouest, est d'environ 100 lieues; sa profondeur, du Nord au Sud, de 50 à 60 lieues. On peut donc évaluer sa superficie à 5,000 lieues, ou 800 myriamètres carrés.

Cet espace comprend trois régions parallèles, qui sont, en partant du Nord, les *hauts plateaux,* au centre, les *chott,* au Sud, les montagnes des *Ksour.*

Les hauts plateaux succèdent aux derniers sommets de l'Atlas ; ils sont d'un aspect monotone, incultes, rocailleux, légèrement accidentés, en longues ondulations de terrain ; ils possèdent quelques sources, et des torrents sinueux, à sec presque toute l'année.

Des hauts plateaux, dont la largeur varie de dix à quinze lieues, on arrive à de vastes plaines, véritables steppes sablonneuses, couvertes d'une végétation maigre, rabougrie, uniforme, servant de pâturages à de nombreux troupeaux.

Ces plaines bordent les Chott au Nord et au Sud; elles possèdent quelques sources, quelques puits saumâtres, des *oued* sans eau, qui versent dans les bas-fonds des Chott les pluies de l'hiver.

Ces Chott, ou lacs salés, n'ont pas d'eau à la surface, ce sont de vastes espaces anfractueux, unis, composés de sable et de sel, qui se détrempent lorsque les pluies sont abondantes, mais dont l'eau s'évapore rapidement et laisse à la surface une couche cristallisée de sulfate de chaux. Les Chott ont leurs passages, leurs gués, où le terrain est ferme et solide; dans d'autres endroits il existe des fondrières fort dangereuses.

Il y a deux Chott dans le Sahara d'Oran : le Chott *Gharbi* de l'Ouest), et le Chott *Chergui* (de l'Est).

Le Chott El-Gharbi est divisé en deux parties par un terrain ferme, sur lequel passe la frontière du Maroc. Il est séparé par un vaste espace solide du Chott Ech-Chergui, lequel est aussi divisé en deux bassins par un isthme étroit (*debdeb*). Ces Chott occupent une étendue de soixante lieues de l'Est à l'Ouest; ils ont une largeur moyenne de cinq à six lieues.

Au Sud des Chott, les plaines se continuent jusqu'au pied des montagnes qui forment la chaîne des Ksour ; elles séparent le Sahara du Grand-Désert.

Cette chaîne est composée d'une foule d'élévations isolées les unes des autres, sans ordre, sans direction, comme un troupeau de moutons paissant en liberté; leur ensemble forme pourtant un système orographique bien déterminé, qui, partant du Maroc, vient se souder au massif puissant du Djebel-Amour et des Ouled-Naïl, qui domine le poste de Laghouat.

Le point le plus élevé de la chaîne méridionale du Sahara d'Oran est le Djebel-Ksel (1,950 mètres), sur le versant nord duquel est situé Géryville, à 1,307 mètres au-dessus du niveau de la mer.

Ces montagnes abruptes, aux flancs ravinés, aux crêtes dentelées, sont séparées par des vallées étroites et des gorges rétrécies.

Quelquefois, dans l'espace laissé libre entre elles, se développe une plaine d'un ou deux kilomètres au plus de largeur. C'est au pied de ces montagnes, dans quelque pli de terrain abrité des vents, dans des anfractuosités de rochers, où coule une source abondante, que se trouvent nichées les oasis verdoyantes, protégées par un village fortifié (*Ksar*).

Un chaînon isolé part du Sud et vient aboutir vis-à-vis la séparation des deux Chott : c'est le Djebel-Antar. A l'Ouest, la chaîne des Ksour laisse une coupure qui conduit vers Figuig.

Une ramification parallèle au Djebel-Antar descend vers le

Nord, en longeant la frontière du Maroc : c'est le Djebel-Guettar. La plaine qui s'étend au-delà n'a pas de maîtres ; c'est le pays du fusil (*blad el mokhala*), qui appartient au plus fort.

Le profil du Sahara donne les altitudes suivantes, d'après M. le docteur Paul Marès : Saïda, 828 mètres ; ligne de partage des eaux entre le Tell et le Sahara, 1,100 mètres ; grande plaine au nord des Chott, 1,050 mètres ; surface des Chott, 1,000 mètres ; plaine au sud des Chott, 1,100 mètres ; ligne de partage entre le Grand et le Petit-Désert, 1,150 à 1,200 mètres. Cette altitude diminue bien vite en s'avançant dans le Sud ; et à 40 lieues de Brézina, dans la région des dunes (*areg*), qui coupent la route du Désert sous le 31° 30', M. Paul Marès n'a plus trouvé que 400 mètres au-dessus du niveau de la mer.

Le Grand-Désert et le centre de l'Afrique seraient donc un pays assez bas. Le Sahara de Constantine est déjà au niveau de la mer. Mais nous savons qu'on rencontre dans le Sud des chaînes de montagne élevées, telles que le Djebel-Hoggar, qu'habitent les pirates de la mer de Sable, les terribles Touareg.

Les oued, qui coulent dans le Sahara sont à sec une grande partie de l'année. Ce sont des torrents éphémères aux lits rocailleux et ravinés par les eaux. Les uns se jettent dans les Chott ; ils partent des hauts plateaux et des versants nord des montagnes des Ksour. Les premiers sont peu importants : ce sont l'oued *Fallet* et l'oued *Maïj*, au sud de Saïda ; ils se jettent dans le Chott Ech-Chergui ; l'oued *El-Hammam*, au sud de Sebdou, est tributaire du Chott El-Gharbi.

L'oued *Taguin*, au sud de Tiaret, fait exception ; il prend sa source dans le Djebel-Amour et coule vers le Nord ; il contourne le Chott et tombe dans le Tell par une coupure de montagnes pour former le *Chéliff*, le principal cours d'eau de l'Algérie.

Les oued qui viennent du Sud vers les Chott sont peu considérables ; ce sont l'oued *Taouessera*, l'oued *Chareffa* l'oued *Naceur*, etc.

Les eaux, qui du Sahara se jettent dans le Sud, traversent des défilés étroits nommés *Khaneg*, qui sont les vraies portes du Désert. Ces eaux dérivent de trois bassins principaux, qui sont : 1° le bassin de *Tyout*, comprenant les eaux d'*Aïn-Sefra*, d'*Aïn-Sefissifa*, de l'oued *Tyout*, qui, sous le nom d'oued *Selam*, reçoit l'oued *Moghrar*, et, sous le nom d'oued *Namous*, se perd dans les dunes de sable (*areg*). Les eaux du deuxième bassin viennent d'*Asla*, de *Chellala*, des *Arba*, d'*El-Abiod* ; elles se réunissent à *Bou-Semghoun*, et, sous le nom d'oued *Gharbi*, vont se perdre aussi dans les sables.

Troisième bassin : les eaux de *Rassoul* et *Brézina* forment l'oued *Segguer*, qui coule parallèlement à l'oued *Gharbi*.

Ces oued forment l'amorce des routes que suivent les caravanes pour se rendre à *Gourara*, dans le *Touat*, et de là dans le pays des Nègres. Ils débouchent dans les plaines du Sud, qu'ils ravinent profondément, en laissant des berges et des îlots coupés à pic. Ils se perdent dans la mer de Sable, reparaissent parfois à la surface, pour disparaître de nouveau, absorbés par un sol profondément perméable et altéré. Leur direction est indiquée par un sillon de verdure plus accentuée, entretenue par l'humidité du terrain. Ce sont ces lignes d'eau qui servent de routes, parce que les animaux y trouvent toujours une nourriture suffisante, et que, en creusant un peu dans le lit des oued desséchés, on rencontre presque toujours de l'eau à une petite profondeur. D'ailleurs, longtemps après les pluies, sur les fonds moins perméables des torrents ou des plaines, on rencontre des flaques d'eau persistantes nommées *redirs* par les Sahariens. Ces redirs sont une ressource précieuse pour les convois altérés ; mais leur existence éphémère trompe souvent l'attente des voyageurs, de là leur nom de *redirs,* qui signifie traître.

Les lignes d'eau du Sahara d'Oran se terminent, dans le

Sud, par de petits lacs salés (*Daya*), échelonnés en forme de chapelets au pied des dunes de sable (*Areg*) qui couvrent le Désert, à une distance d'environ 200 kilomètres des Ksour, et qu'il faut traverser péniblement pour se rendre directement au Touat.

Plus à l'Ouest, le bassin de Figuig fournit un oued qui contourne les *Areg* et forme une route continue de plus de 150 lieues, formé de puits et de redirs, et par laquelle on peut atteindre facilement le Touat.

Plus à l'Est, l'oued Zergoum vient d'El-Maïa et se perd aussi dans les Daya du Sud.

Au sud d'El-Aghouat, l'oued *En N'sa* forme une ligne d'eau qui, parallèle à l'oued *M'zab*, s'incline à l'Est et conduit à Ouergla, d'où on peut gagner le Touat, en passant au sud des *Areg*. C'est le chemin que prennent les caravanes qui viennent de la province d'Alger. Le voyage est long et périlleux, et sans grande chance de trouver de l'eau. La route à travers les *Areg* est la plus courte, mais la plus pénible, à cause des longues traversées au milieu des sables mouvants des dunes.

Le moyen le plus facile et par lequel on est le plus sûr de ne pas manquer d'eau, c'est de prendre au sud de Figuig; on arrive par là dans le Touat, vaste réunion d'oasis, qui s'étend sur une ligne d'eau presque superficielle de plus de 100 lieues de longueur, du Nord au Sud, et de l'extrémité de laquelle les caravanes se lancent dans l'espace qui les sépare du centre de l'Afrique.

C'est par là qu'on peut espérer de joindre Timbectou et le Sénégal.

Les hauts plateaux et les plaines qui bordent les Chott sont parcourus par les tribus nomades des *Harars*, des *Hamian-Gharabas* et *Cheragas*, des *Ouled-Yacoub*, des *Laghouat*, des *Trafi*, etc. Les montagnes des Ksour servent de résidence, à l'Est, aux *Beni-Amour*; au centre et à l'Ouest, aux *Ouled-Sidi-Cheikh*, tribu puissante de marabouts.

Les oasis et villages fortifiés (ksour) peuvent se diviser en quatre groupes principaux, qui sont : au sud de Tiaret, 1° *Bou-Alem*, *El-Macta*, *El-Maïa*, rarement visités ; 2° *Stitten*, *Rassoul* et *Brézina*. Le colonel Géry, en 1845, visita pour la première fois, cette région. En 1853, le général Pelissier, revenant vainqueur de El-Aghouat, établit un poste militaire français près de Stitten, à *Aïn-el-Beïod*, et lui donna le nom de *Géryville*. Ce fort commande tout le Sahara d'Oran. Avant que l'on eût mis garnison à Tuggurt, Géryville était le point le plus méridional occupé par nos troupes.

Le troisième groupe d'oasis est celui qui comprend les deux *Chellala*, *Bou-Semghroun*, les *Arba*, *El-Abiod-Sidi-Chikh*. Le colonel Renault y fit une première expédition en 1846.

Le quatrième groupe est celui de *Sefra*, *Sefissifa*, *Tyout*, et les deux *Moghar*. Il fut visité, en 1847, par le général Cavaignac et en 1849 par le général Pelissier. Je faisais partie de cette dernière expédition qui dura quatre mois, de mars en juillet. La colonne partit de Mascara, passa à Saïda, s'avança sur le Chott Ech-Chergui, établit un poste de ravitaillement à El-Kreider, et, après avoir séjourné au lac *Nahma* (de l'autruche) et à Tyout, passa jusqu'à Moghar-Tatani, sous le 30e degré de latitude.

A cette époque, ce point était le plus méridional que nos troupes eussent atteint. Depuis, en 1858, elles sont allées à Ouergla, ville située à l'extrémité sud du Sahara algérien.

En 1852, le commandant Deligny (1) pacifia le Sahara d'Oran en obtenant la soumission de Si-Hamza, le chef puissant et vénéré des Ouled-Sidi-Cheikh.

En 1855, 400 cavaliers français et arabes firent une excursion à El-Abiod. Le docteur L. Leclerc les accompagnait. Ce médecin distingué, très versé dans la langue, l'histoire et les

---

(1) Actuellement général de division, commandant la province.

mœurs arabes, a donné une relation très intéressante de son voyage.

Mon regrettable ami et collègue, le docteur Félix Jacquot, était de l'expédition du général Cavaignac, en 1847. Il a publié des détails artistiques, humouristiques et scientifiques sur cette exploration.

En 1856, une excursion militaire rapide fut conduite par M. de Colomb, commandant supérieur de Géryville, jusqu'à 160 kilomètres au-delà de la frontière du Maroc, au sud du lac Tigri. M. le docteur Paul Marès l'accompagnait.

En 1856-57, MM. Paul Marès et E. Cosson explorèrent scientifiquement le Sahara d'Oran. J'ai puisé largement dans les communications intéressantes qu'ils ont faites, sur les sciences naturelles, à diverses sociétés savantes. Je me suis aidé également, pour la rédaction de ce travail, des notions recueillies sur les pays voisins par d'éminents observateurs.

Trois routes principales mènent du Tell dans le Sahara d'Oran ; elles sont facilitées par les stations d'eau qui les jalonnent ; ce sont : 1° par Sebdou : El-Aricha, Ben-Khelil, Taouessera, Ych et Sefissifa, d'où l'on va à Figuig, etc.; 2° par Saïda : Kreïder, El-Amra, Nahma, d'où, directement au Sud, on va à Tyout, Sefra et aux deux Moghar ; ou bien, en appuyant un peu à l'Est, on trouve Asla, les deux Arba, les deux Chellala, Bou Semghroun, El-Abiod-Sidi-Chikh ; 3° en partant de Saïda ou de Tiaret, on va à El-Maij, caravansérail et poste arabe établi sur le Chott pour garder la route ; d'El-Maij on se rend à Géryville, et de là à Rassoul, Brézina, etc.

Maintenant que nous connaissons bien la configuration générale du pays, étudions les détails de sa constitution intime.

GÉOLOGIE.

Sur les hauts plateaux, le vieil Atlas montre partout son squelette décharné. Le sol est rocailleux et composé de calcaire schisteux, divisé en parallèlipèdes réguliers qu'on dirait taillés pour une construction gigantesque. Puis le roc disparait, une terre ocreuse, rougeâtre couvre ces immenses solitudes. A la surface gisent des détritus pierreux de diverses natures : grès, silex, quartz.

Le sous-sol est un banc de calcaire à couches horizontales, friable, sédimenteux, blanchâtre, espèce de travertin, dont quelques parties plus compactes sont du calcaire siliceux congloméré. Cette roche, dont la puissance varie de 1 à plusieurs mètres, repose sur une terre rougeâtre, argileuse, ou sur un tuf marneux d'une grande profondeur Ce n'est guère qu'à une quarantaine de mètres qu'on rencontre le roc et une couche d'eau non jaillissante.

Le puits qu'on a creusé à El-Maïj a 44 mètres. J'ai vu faire un puits à El-Kreider, au bord du Chott. Arrivé à 20 mètres, on s'arrêta; on n'avait trouvé que quelques infiltrations séléniteuses provenant du Chott.

Il existe, il est vrai, un grand nombre de puits peu profonds autour des grands lacs salés et même dans leur lit desséché; mais ces puits n'offrent qu'une eau détestable, dont on ne pourrait faire, sans inconvénient, un usage prolongé. D'ailleurs, ces puits sont sujets à tarir avec rapidité. Ils ne sont destinés à abreuver que les hommes et les animaux qui ne font qu'un séjour temporaire dans leur voisinage.

A El Kreider, en creusant le puits, on trouva des couches de marne alternant avec des couches d'argile, de sable et de cailloux roulés.

Aux plateaux ondulés succèdent les grandes plaines, un peu déclives vers le Chott, qu'elles bordent au Nord et au Sud. Leur constitution géologique est la même que celle que je viens de décrire. La surface de la terre, siliceuse, rougeâtre, est moins compacte, et s'effrite pour former un sable fin qui devient le jouet des vents. Ces terrains sont très poreux, très absorbants ; l'eau ne séjourne pas à leur surface, ou bien elle est évaporée rapidement.

Dans les endroits déclives, les eaux pluviales tracent des sillons profonds, qui deviennent pour quelques heures, des torrents impétueux, mais qui ne conservent jamais d'eau en dehors de ces crises diluviennes. Quelquefois le roc compacte est à nu et forme des réservoirs, dans lesquels les eaux du ciel se conservent pendant l'hiver et sont une puissante ressource pour les pasteurs nomades. Ces flaques d'eau sont nommées *redirs*; il en est d'assez permanentes pour avoir un nom sur les cartes.

Il n'y a pas de fossiles dans cette région.

Sur les grandes plaines et les hauts plateaux, il existe quelques sources rares, chétives, qui tarissent l'été et qui sont chargées d'une grande quantité de chlorure de sodium et de sulfate de chaux. Ces sels, déposés sur le bord des sources, laissent un couche de cristaux blancs, amorphes, efflorescents, résultant de l'évaporation de l'eau à la surface du sol.

Les Chott sont de grands espaces situés au centre du Sahara, dont le niveau est un peu plus bas de quelques mètres seulement que les plaines qui les environnent, et qui reçoivent toutes les eaux du grand bassin circonscrit par les montagnes du Nord et du Sud.

Les bas-fonds des Chott sont constitués par une couche de sable argileux, mêlé de gypse. Le sulfate de chaux a été apporté en grande partie par les eaux qui ont lavé les terres et les montagnes environnantes ; ce sel se dissout, en hiver, dans la nappe d'eau qui couvre le sable, et lorsque cette eau s'évapore aux ardeurs du soleil, elle laisse déposer, au fond de l'immense cuve, des cristaux lamelleux, brillants, d'une pureté et d'une blancheur éblouissantes.

La salure des eaux des Chott provient des gisements de sel gemme et peut-être aussi des dépôts de sels laissés par les eaux marines qui ont couvert ces régions. L'analyse de ce sel, donnée par M. Dreyer (*V. Mémoires de médecine militaire*, 1861), vient à l'appui de cette opinion.

Les sables argileux, de couleur bleuâtre, qui forment le

fonds des Chott, ont une grande profondeur. Le roc calcaire semble ne pas exister ici, et la croute solide, sur laquelle repose le banc de sable, est sans doute du grès. Les Chott ont des bords anfractueux, irréguliers, formant des anses arrondies, ou projetant des cornes dans l'intérieur des terres (*Hang el Djemel*, cou du chameau). Ils sont coupés par des détroits de terre ferme appelés *debdeb* et qui servent de routes en hiver pour les traverser. En été, les Sahariens pratiquent certains gués, à travers lesquels on peut franchir les Chott sans enfoncer au-dessus de la cheville, les bêtes de somme en ont souvent jusqu'aux genoux. Ces gués sont favorisés par certains îlots qui s'élèvent au milieu des lacs et qui ont la solidité et la consistance des plaines du rivage.

Les bords des chott sont coupés à pic le plus souvent et présentent l'aspect de falaises médiocrement élevées. C'est du reste une des propriétés de la terre rouge siliceuse du Sahara d'offrir ainsi des arrachements verticaux, soit dans le lit des ravins, soit au pied des montagnes. M. Marès a observé cette disposition plus avant dans le désert, où les terres éboulées et dissoutes en sables mouvants par l'action des eaux disparues, ont laissé des *témoins* réguliers qui, de loin, ont l'aspect de ruines gigantesques. Ces témoins ont reçu des Arabes le nom de *Gour*, pluriel *Gara*, ils leur servent de repères pour se guider dans les vastes solitudes du désert. Les îlots des chott ne sont que des élévations de ce genre, qui ont perdu, par l'action prolongée des eaux, leur régularité et la rectitude de leurs parois.

Les rivages des chott, les îlots, les isthmes sont couverts de sables et de dunes, qui portent un peu de végétation, et dont les molécules ne sont pas purement siliceuses, mais mélangées de sels et de débris calcaires, qui leur donnent un aspect blanchâtre que n'ont pas les sables accumulés plus au Sud et dont nous parlerons tout à l'heure.

Au bord des chott, et même dans leur lit, sont creusés

des puits nombreux, peu profonds, dont l'eau est généralement jaunâtre. Cette eau cuit imparfaitement les légumes, ne dissout pas le savon et ne désaltère nullement. Elle provient de couches d'eau qui imprègnent les sables argileux et gypseux du fonds des lacs.

Il y a quelques exceptions, cependant. A Nahma, par exemple, petit Chott perdu dans le Sud, il existe une agglomération de puits (ces agglomérations se nomment *ogla* dans le Sahara) qui, sous une croûte calcaire superficielle, à 2 ou 3 mètres au-dessous du sol, offrent une eau abondante, limpide, sans mauvais goût et possédant tous les caractères physiques d'une excellente eau potable. Nous en avons fait usage pendant quinze jours, et personne n'en fut incommodé. Cette eau provenait sans doute de terrains voisins, non gypseux, qui l'avaient absorbée, et elle se filtrait dans une couche de graviers et de cailloux roulés dont nous avons constaté l'existence géologique dans le sous-sol.

D'autrefois, ces puits sont empoisonnés par des détritus immondes, ou des cadavres d'animaux qui y sont jetés par imprudence ou avec une intention malveillante.

Il est plus rare d'y trouver des plantes en putréfaction, quoique la végétation soit plus active, plus vigoureuse sur leurs bords.

Je ne voudrai pas dépoétiser le Désert dans l'esprit de ceux qui me lisent, mais je suis obligé d'avouer que je n'ai point constaté ces soins particuliers pris par les Nomades pour les puits du Désert, soins relatés avec détail dans des descriptions qui passent pour très-fidèles.

Creuser un puits dans le Désert, c'est créer un monument d'une incontestable utilité. Les Arabes négligents et paresseux, ne réparent pas même ceux qui se détériorent. Non-seulement il n'existe, au dehors des oasis, aucune margelle protectrice, comme les peintres se croient obligés d'en représenter, mais je n'ai jamais trouvé ces opercules remis religieusement en place, ni ces gobelets, ces seaux entretenus en bon état par les voyageurs qui se succèdent à l'abreuvoir. Il est vrai que les sables ne comblent pas ces puits aussi facilement qu'on a bien voulu le dire, et que les besoins pressants de la soif font rectifier parfois les avaries qu'auraient reçues la bouche, le calibre ou le fond du puits.

Quant aux impuretés, on s'en préoccupe peu : le Saharien ne connaît ni l'hygiène, ni le sybaritisme.

Il existe dans les chott d'Oran, des eaux jaillissantes thermales qui ont une certaine abondance et ne tarissent jamais. Une de ces sources se trouve à El Kreider; elle sort en bouillonnant du fond du lac, et les Arabes, qui habitaient cette localité, avaient bâti un grand bassin pour la réunir et la conduire, au moyen de canaux, dans les terrains sablonneux environnants que cette eau fertilisait. Ces canaux et ce bassin sont assez bien conservés, mais l'eau n'est plus utilisée et elle se perd dans le chott, où elle forme un vaste marais, couvert de roseaux et fréquenté par une foule d'oiseaux aquatiques.

L'eau d'El Kreider est légèrement saline, parfaitement appropriée aux usages domestiques et ne présentant aucun inconvénient pour la santé. La colonne dont je faisais partie a séjourné pendant plus d'un mois sur ses bords, et nous avons pu constater, par expérience, ses excellentes qualités. Sa température est de 38° en toute saison.

Des poissons et des anguilles vivent dans le bassin de Kreider.

Il existe une source jaillissante semblable, plus à l'Est, à un endroit nommé Sefissifa, au Sud du caravansérail d'El Maij, sur la route de Saïda à Géryville.

Les chott et les grandes plaines qui les entourent donnent lieu fréquemment au phénomène du mirage, par l'échauffement des couches d'air en contact avec une surface qui absorbe et concentre beaucoup de calorique.

Dans les steppes sahariennes, on se trouve, comme en pleine mer, au milieu d'un vaste cercle qui se déplace avec le voyageur, et dont la monotonie et la régularité ne sont interrompues, dans les temps calmes, que par les lignes bleuâtres des montagnes du Sud qui découpent l'horizon.

Un voyageur étranger serait incapable de trouver son chemin sur ce sol uniforme, sillonné d'un réseau inextricable de sentiers tracés par les troupeaux errants. Pour parer à cet inconvénient, on a fait jalonner les routes principales au moyen de pyramides de cailloux, blanchies à la chaux, hautes de 4 à 5 mètres, et placées à une lieue de distance les unes des autres.

De cette façon on risque moins de se perdre.

Mais lorsque les vents soufflent et soulèvent des tourbillonsde sable, lorsque le mirage se produit, alors il n'y a plude repère possible, le cercle se rétrécit extrêmement, les ondulations de l'air échauffé et obscurci bornent l'horizon, les objets les plus simples prennent des formes ou des proportions fantastiques. L'esprit devient le jouet des illusions les plus étranges, les plus pénibles. Parfois, il semble qu'on s'avance vers des lacs semés d'îles verdoyantes ; parfois on se croirait enfermé dans une sphère métallique chauffée à toute vapeur.

Il n'y a plus que l'instinct et la sagacité du Saharien qui puissent éviter des erreurs funestes, flairer la route et deviner le gîte et l'eau. Sans croire à des histoires trop merveilleuses, il est facile de comprendre combien un pareil pays est fait pour aiguiser certaines facultés, développer certains sens, chez des hommes naturellement réfléchis et observateurs.

Sur le chott, le mirage offre des spectacles variés, saisissants de charme et d'imprévu. Fréquemment, ces vastes espaces prennent l'aspect d'une mer agitée, roulant des vagues écumeuses, et dans laquelle se réfléchissent des rivages riants. Un homme, un quadrupède paraissent, à une certaine distance, être immergés dans l'onde; tandis qu'un oiseau aquatique vole en rasant les flots et semble un esquif léger dont le vent enfle les voiles.

Les Arabes ont le souvenir traditionnel d'une mer intérieure qui aurait autrefois occupé la région des chott, et ce mot dans leur langue signifie rivage; cette tradition est confirmée par l'aspect de la végétation de ces grands bassins, le mirage vient par fois rendre l'illusion complète.

Les plaines, au Sud des chott, ont une configuration et une composition géologique identiques à celles qui s'étendent au Nord; on y trouve quelques sources salées, leurs eaux sont tributaires du bassin intérieur.

Les montagnes du Sahara, comme celles du Tell, ont une direction semblable à celles des Alpes principales (E. 16° N. à O. 16° S). Leur date géologique est donc relativement récente. Les reliefs du Sud sont constitués par une base puissante de grès, d'un grain assez fin, de couleur rouge, noirâtre, ferrugineuse. Les bancs de grès sont inclinés vers le S.-S.-E., sur un angle de 30 à 35°. Au-dessus d'eux se trouvent des couches de sable marneux argileux, comme celui des bas-fonds des chott, puis des couches de calcaire et de gypse ; sur le calcaire, M P.Marès a rencontré des coquilles fossiles des genres *lucines, cardium, avicule.* Quelques montagnes sont formées entièrement d'un calcaire blanchâtre, parsemé de dendrites, comme à Géryville; d'autres sont entièrement composées de sulfate de chaux cristallisé, d'autres de sel gemme. On voit parfois des amas de grès rouge, qui ont l'air de carcasses de montagnes dénudées par un cataclysme récent ; enfin, on rencontre çà et là des blocs de grès erratiques.

Le docteur Leclerc a constaté, aux environs de Géryville, des gisements de marbre coquilier ou *lumachelle,* susceptible d'un beau poli et qu'on pourrait utiliser en architecture.

Il a trouvé aussi beaucoup de ces pierres de la catégorie des dendrolithes, chargées d'arborisations variées, les unes à pâte jaune et tendre, les autres à pâte grise, parcourues de linéaments noirs, rouges, etc. ; ces pierres servent à faire de petits objets de bureau et d'étagère. J'en ai découvert un gisement très varié sur l'*Oued-Messif*, près du lac *Nahma*.

Les vallées sont parcourues par des ravins sans eau, où l'on a creusé quelques puits ordinairement salés. Au pied des rochers dè grès, on rencontre souvent des sources d'eau excellente, qui disparaissent dans les sables, après avoir donné naissance aux oasis de la région.

Les amas de sable, les dunes du petit désert, sont situés près des chott et au pied de certaines montagnes, où ils ont été accumulés par les eaux qui ont fait irruption dans ces parages. Il est impossible d'attribuer aux vents la formation de ces dépôts ; leur persistance est due à la protection que leur offrent, contre les courants aériens, les montagnes ou les bas-fonds qui ont déterminé leur gisement

Le sable de ces dunes est purement siliceux ; il est d'une belle couleur jaune, dorée, et provient des couches de terre rouge, siliceuse, qui abondent dans le Sahara. Cette terre s'éfrite par l'action des eaux et ses particules désagrégées sont emportées par le vent.

Les vents souflent ordinairement du Nord, et c'est dans le Sud que les sables s'accumulent ; mais, lorsque règne le siroco, ils reviennent vers le Nord et leurs molécules solides donnent à l'atmosphère cette densité et cette couleur rougeâtre caractéristique.

Deux éléments sont ainsi transportés par l'air : un élément siliceux, le sable, dont les grains sont lourds et qui ne sont pas colportés bien loin ; on n'en ressent l'action que dans le Sahara, elle est très pénible, mais peu dangereuse ; et l'élément argileux qui, à l'état de poussière impalpable, voyage au loin, est moins appréciable aux sens, mais pénètre partout et s'accumule dans les organes respiratoires et oculaires, au grand détriment de leurs fonctions.

Les dunes sont adossées aux montagnes, dans des expositions très diverses, par rapport à la direction des vents dominants. Ainsi, celles du pied du *Djebel Antar* sont à l'Est de la montagne et s'étendent du N. au S. Celles d'*Aïn Sefra* sont au N. du *Djebel Gebsor* et s'étendent de l'E. à l'O. Celles de *Zembah*, situées sur le versant O. du *Djebel Melrhad*, courent du S. au N., etc.

Ces amas de sable sont composés de monticules ayant de 4 à 15 et 20 mètres d'élévation. Dans les espaces laissés libres entre eux, le sol est à nu, et l'on y trouve un peu de terre rouge, ou bien une roche calcaire, friable, lamelleuse.

Leur agglomération est due à des dépôts neptuniens; les grains sont usés, arrondis; ils ont été charriés, roulés par des courants violents et abandonnés par le retrait des eaux.

Les dunes ne se déplacent pas, ne progressent pas, comme on le croit généralement, et si les vents leur enlèvent des particules, ces particules leur sont rendues par des vents contraires ; de sorte que la force, qui a présidé à leur accumulation, ayant disparu, les abris qui les ont protégées jusqu'ici s'opposent à leur dispersion, à leur migration.

L'enchevêtrement des dunes est loin d'indiquer chez elles une marche régulière, déterminée par les vents régnants et perpendiculaire à leur direction.

J'ai vu des lacs pleins d'eau au milieu des dunes ; ils paraissent permanents, la végétation, qui les entoure et limite leurs bords, l'atteste. J'ai vu des villages, des oasis, entourés de dunes, et il ne semble pas que les amas de sables aient jamais tenté d'envahir les jardins ou les maisons, contre lesquels ils viennent battre comme les flots d'une mer en furie. Les barrières élevées contre eux sont insignifiantes et attestent que les Sahariens n'ont aucune crainte à cet égard.

La marche envahissante des sables du désert est donc une de ces idées préconçues, plus poétique que réelle, et que rien ne justifie. Il n'y a que les dunes accumulées sur les rivages des mers qui aient une marche progressive et envahissante par le tribut incessant que leur apporte le flot.

Les dunes sahariennes sont favorables à la conservation de l'eau, elles se laissent pénétrer profondément et s'opposent à l'évaporation ; aussi trouve-t-on toujours la fraîcheur, l'humidité à leur centre et, en creusant à leur base, il est possible de se procurer, en toute saison, une eau fraîche et limpide.

La végétation des dunes prouve leur stabilité et la perpétue ; elle annonce également une humidité constante, l'on y voit des plantes qui affectionnent les marécages, telles que les *cyperus*, par exemple.

Tout, dans le Sahara, indique que sa formation et son aspect actuels sont dus à un cataclysme où les eaux ont joué un grand rôle. Ce bouleversement neptunien, dont il est difficile de préciser l'époque, peut être attribué à plusieurs causes : soit que, par un soulèvement en masse, l'Atlas et les plateaux aient surgi du sein de la mer en secouant les ondes qui les couvraient ; soit qu'un déluge ait roulé sur ce pays des inondatins prolongées ; soit enfin que les eaux du globe aient passé, avec impétuosité sur cette région, dans leur migration dernière du pôle Nord au pôle Sud.

Cette dernière hypothèse paraît la plus probable ; l'action des eaux qui ont roulé sur le Sahara, a eu une direction évidente vers l'équateur.

M. Marès a recueilli dans les sables limoneux des *Daya* beaucoup de coquilles de mollusques aquatiques qu'on trouve sur les hauts plateaux, dans l'Atlas, et même un bivalve des lacs salés du littoral le *cardium edule*.

Les blocs erratiques, qu'on rencontre sur les plateaux et dans le désert, ont été arrachés à l'Atlas.

Les oued, qui se jettent dans le Sud, ont coulé dans ce sens longtemps encore après le cataclysme, jusqu'à leur épuisement complet, qui est assez récent, comme le démontrent la tradition locale, la population plus nombreuse qui habitait le pays, les détritus rocheux et les mollusques trouvés dans le Sud.

En résumé, la surface du Sahara d'Oran appartient à l'époque quaternaire récente; el'e est coupée ça et là par quelques massifs isolés de terrain tertiaire.

Les eaux du Sahara contiennent du chlorure de sodium ou du sulfate de chaux, suivant la nature du terrain qui leur donne naissance. Elles sont donc *saumâtres* ou *séléniteuses* à un haut degré, ce qui les rend nuisibles, purgatives, impotables et impropres aux usages domestiques.

Cependant quelques sources sont d'excellente qualité. Celles qui arrosent les oasis de *Sefisifa*, de *Tyout*, des *Arba*, de *Rassoul*, celle de *Géryville*, sont délicieuses; elles sourdent en grande abondance de grands rochers de grès rouge et forment, dès leur origine, des ruisseaux larges et profonds, reçus dans des bassins naturels ou artificiels qui sont poissonneux.

Des sources de moindre importance, mais de bonne qualité, existent à *Aïn-Sefra*, aux *Moghrar*, à *Asla*, à *Chellala*, à *Brezina*, à *Stitten*, à *Bou Alem*, etc.

L'eau de certains ruisseaux est bonne à la source ; mais, après avoir coulé sur les sables et les terres, elle devient plus ou moins salée ou saumâtre.

Il existe des sources salées à *Fekarin*, à *Touadjeur*, à *Touessera*, à *l'Oued-Messif*, à *Aïn-Tsla*, à *Aïn-el-Hadjedj*, *Oued-Selam*, *Aïn-el-Bridjt*, etc.

D'autres eaux sortent des montagnes de sel ou de gypse, elles sont tout-à-fait impotables.

Certaines eaux ne dissolvent pas le savon,, et cependant cuisent bien les légumes : c'est lorsqu'elles contiennent des sels très-solubles à base de magnésie ; elles sont rares dans le Sahara.

Les puits, généralement, ne valent pas les sources. Cependant on puise de bonne eau aux *Ogla* (réunion de puits) de *Bou-Gorn*, à la pointe Est du chott gharbi, à *Ben-Khelil*, à *Nahma*, à *el-Abiod-Sidi-Chikh*, etc.

L'eau est saumâtre dans les puits d'*El-Assiba*, *El-Amra*, *Senia;* à *Ogla-el-Beïda* dans le chott Gharbi, l'eau est salée et a une odeur sulfureuse. Il en est de même à l'*Ogla-Nadja*, où l'eau se trouve à 5 mètres de profondeur et a une température constante de 13°.

Les puits du Sahara, qui ne sont pas fréquentés, s'altèrent rapidement; rien ne les protége contre les impuretés du dehors, qui s'y corrompent et donnent lieu à des dégagements ammoniacaux. L'eau prend une couleur verte, il s'y développe des cryptogames et des infusoires, et les sels qu'elle contient, en se décomposant, donnent naissance à de l'hydrogène sulfuré.

L'eau d'*El-Amra* et des puits creusés entre les deux chott a été analysée par M. Lapeyre, elle contient du chlorure de sodium en abondance, des sulfates et carbonates de chaux, des sels de magnésie et de soude; elle est purgative. En outre, les sels calcaires la rendent lourde à l'estomac et impropre aux usages culinaires et hygiéniques.

L'analyse de l'eau d'*Aïn-Maylah*, faite par M. Vial, a donné les résultats suivants : eau incolore, assez limpide, inodore, saveur fade très-désagréable, dissout mal le savon et cuit difficilement les légumes. Un décilitre a donné 6 décigrammes d'un résidu blanc grisâtre, ne fusant pas sur les charbons ardents, mais faisant effervescence avec l'acide sulfurique et laissant dégager des vapeurs d'acide chlorydrique ; un décilitre d'eau contient, environ, à une température de plus de 16°, 23 millimètres cubes d'air, mêlé d'un peu d'acide carbonique, mais sans hydrogène sulfuré ni carboné.

La température, à la source, est de 25° en toute saison ; c'est donc une eau thermale, saline, qui recèle : 1° des matières organiques en assez forte proportion ; 2° une grande quantité de sel marin; 3° une notable proportion de sulfate de chaux, de carbonate de chaux et très-probablement de chlorure de calcium ; 4° du sulfate d'alumine, de l'hydrochlorate et du sulfate de magnésie.

L'analyse quantitative n'a pas été faite.

L'eau de pluie conservée dans les *redirs* est bonne quand

elle est d'origine récente. Celle qu'on découvre, en creusant au pied des dunes, est également excellente.

L'aspect des amas de sable est d'un meilleur augure, pour le voyageur altéré, que les terrains compactes, pierreux, horizontaux, sur lesquels on a peu de chance de trouver de l'eau Et, quand on en rencontre, elle est toujours mauvaise.

La région qui nous occupe ne paraît pas posséder cette nappe d'eau souterraine, jaillissante, nommée *El Bahr-Tatani* (la mer d'en bas) par les arabes. Sans doute elle existe, mais à une profondeur très-grande, à cause de l'altitude du Sahara de l'Ouest. Pour y arriver, il faudrait porter la sonde à des limites dépassant 150 à 200 mètres.

Les eaux artésiennes de Kreider et d'El Maïj font voir cependant qu'il serait possible de transformer le Sahara Oranais. En répandant en abondance de l'eau à la surface, on rendrait les cultures et la vie à ce pays déshérité.

Plus au Sud, dans les oasis du Touat, l'altitude peu élevée permet de creuser des puits artésiens et de pratiquer des saignées (*feggaguïr*), qui fournissent des irrigations continues fertilisantes.

Les Sahariens possèdent de temps immémorial l'art d'aller chercher dans les entrailles de la terre l'eau qui manque à la surface de leur pays. La science moderne a eu tort de se parer de cette découverte, seulement elle a perfectionné les outillages et elle peut pénétrer à une profondeur, où les Sahariens ne sauraient atteindre, avec leurs moyens primitifs et dangereux.

ANTIQUITÉS.

Les Romains n'étendirent pas leurs conquêtes au-delà du Tell; il est présumable qu'ils ne dépassèrent pas les chott, nommés *Salinœ nubonense* par Ptolémée et l'itinéraire d'Antonin. Si Marius, à la poursuite de Jugurtha, s'avança jusqu'au lac *Melghir*, c'est que, de ce côté, la transition entre le Tell et le Sahara est insensible, tandis que, dans l'Ouest, ces deux régions sont séparées par de vastes espaces arides et sans eau.

Les expéditions dans le Sud ne furent point tentées à ces époques reculées; elles ne paraissaient point nécessaires, et les tribus nomades du désert, Gétules et Garamantes, n'inquiétaient point les possesseurs des rives de la Méditerranée.

Ce que les anciens savaient, par les explorations des côtes orientales de la Lybie et par le fameux périple d'Hannon, qui fit connaître la côte occidentale ou océanique, c'est qu'un vaste désert de sable de 400 lieues de large occupait le centre de l'Afrique et séparait les régions septentrionales des terres australes; nous n'en savons guère plus aujourd'hui.

Hannon s'avança au Sud jusqu'au-dessus du Sénégal, et crut avoir fait le tour de l'Afrique; cette erreur se perpétua longtemps

Ptolémée rapporte l'expédition de Julius Maternus, parti de Leptis-Magna, dans la Tripolitaine, avec le concours du roi des Garamantes, pour explorer les terres aurifères, visitées déjà par Septimius Flaccus.

Des soldats romains, après quatre mois de marche vers le Sud, s'avancèrent jusque sous le 5ᵉ de latitude, après avoir traversé des oasis nombreuses, séparées par des sables brûlants; ils s'arrêtèrent au point central des trois lacs d'où sortent les deux bras du Nil Blanc et du Nil Bleu.

Ce voyage est sans doute une des entreprises les plus hardies qui aient été tentées par ce peuple géant.

Les Gétules étaient aussi appelés Troglodytes; on supposait qu'ils vivaient dans des grottes ou des trous creusés dans la terre.

Les Garamantes habitaient à l'Est des premiers, au centre de la Lybie (Sahara de Tunis et de Tripoli); on disait de leur langage qu'il ressemblait au gazouillement des chauves-souris. Ils mêlaient le sel au sable pour le rendre fertile. Leurs femmes étaient en commun, ils mangeaient des serpents, des reptiles, et étaient rapides à la course.

Le Sahara, d'après les auteurs grecs et romains, était infesté de serpents vénimeux, les rivières fourmillaient d'hippopotames et de crocodilles, les montagnes étaient remplies de bêtes féroces et d'éléphants.

Voilà le résumé des connaissances des anciens sur le Sahara et ses habitants.

Disons un mot des monuments qui restent encore de leur époque

Des ruines romaines nombreuses existent à la limite du Tell et du Sahara, c'est-à-dire sur la ligne de ceinture qui a été longtemps la frontière sud de notre occupation. Cette ligne est jalonnée par une suite de postes français bâtis presque tous sur l'emplacement d'anciens forts romains.

Pour ne parler que de la province d'Oran, *Sebdou*, *Saïda*, *Tiaret* et leurs environs, offrent des vestiges de constructions importantes. Au moyen de l'itinéraire d'Antonin, on peut rétablir les noms portés autrefois par ces ruines.

Sebdou serait l'ancienne *Calama*, Saïda *Victoria*, Tekdempt ou Tiaret *Gada-Castrum*, etc.

Au delà du Tell, dans la région du Sahara et des oasis, nous n'avons pas vu de ruines romaines; il n'en existe point, du moins dans la partie que nous avons parcourue. Si les armées romaines ont habité ces régions, c'est comme nous, temporairement et sans laisser trace de leur passage.

Les monuments d'origine numide qui existent dans le Sahara, doivent être assimilés à d'autres constructions qui se trouvent dans le Tell; c'est la même architecture, c'est sans doute aussi la même destination.

On les regarde généralement comme les tombeaux des anciens rois numides.

Je citerai, dans le Tell, le monument de *Medrachem*, à quelques lieues de l'antique Lambèse, et le *Koubba er-Roumia* (tombeau de la Romaine et non de la Chrétienne), décrit par Bruce (*Voyage aux sources du Nil*); il est situé sur une montagne, au bord de la mer, entre Koléah et Cherchell, Strabon en parle et le nomme *monumentum regalis gentis*. On pense qu'il servit de sépulture à Cléopâtre Sélénée, fille d'Antoine et de la fameuse Cléopâtre; elle fut mariée, en l'an 25, à Juba, roi de Mauritanie, qui avait fixé sa résidence à Césarée (*Cherchell*).

Dans le Sud, il existe quelques-uns de ces monuments.

Ainsi, sur les hauts plateaux, à *Sidi-Lackdar*, au midi de *Frendah*, on voit plusieurs tombeaux de ce genre.

Je ne les ai pas visités ; mais voici la description qui m'en a été donnée. Sur une élévation regardant le Sud, on voit six pyramides bien conservées, reposant sur une base carrée en maçonnerie, supportée elle-même par un large soubassement en terre. La pyramide a la forme d'un cône bâti dont l'arête est légèrement courbe. Ce cône a environ un mètre de diamètre à sa base et 3 mètres de hauteur ; il était surmonté d'un monolythe plus ou moins élevé. Le cube de maçonnerie a environ 3 mètres de côté sur 2 de hauteur et le terrassement 40 à 50 pas de longueur.

Ces monuments ont la plus grande analogie avec les *Nur-Hags* de Sardaigne, dont l'origine est phénicienne et la destination évidemment funéraire.

Il me reste à parler des dessins trouvés sur les rochers du Sahara.

C'est dans la région des oasis, à Tyout et à Moghar, à la limite du grand désert, que nous avons rencontré et observé, gravées sur la pierre, les images les plus fantastiques, les plus ingénues, les plus étranges qu'on puisse imaginer.

Ce sont de véritables hiéroglyphes, des copies naïves d'hommes et d'animaux. Le trait en est ferme et profond, il ne manque ni d'intention, ni d'étude : le procédé seul a fait défaut à l'artiste.

Il a fallu beaucoup de patience et de temps pour écrire cette page gigantesque.

A Tyout, les dessins se voient sur les rochers de grès rouge qui sont accumulés sur la rive gauche de l'oasis, à l'exposition sud.

Le bloc de grès ferrugineux, sur la face verticale duquel on a tracé ces grossières images, a environ cent pieds de long et trente pieds de hauteur. La surface de la pierre est presque noire et les figures ressortent par la teinte rouge qu'on a obtenue en grattant et creusant le roc. Le trait a souvent un centimètre de largeur, sur deux ou trois millimètres de profondeur; on ne saurait dire quel est l'instrument qui a servi à le creuser.

Il est impossible de méconnaître les types divers des animaux qu'on a voulu retracer. Le bœuf, le chien, la chèvre, le lion, l'antilope, l'autruche, l'éléphant, le rhinocéros, le lièvre, sont fidèlement représentés.

Les hommes sont nus, leur bras est armée de l'arc et des flèches. Les sujets qui ont semblé le plus dignes d'être burinés sont ordinairement obcènes.

Je n'ai pas vu de cheval, de mulet, d'âne. de mouton, ni de chameau; mais j'ai reconnu parfaitement l'éléphant, qui a disparu depuis longtemps de ces régions, ce qui pourrait servir à mettre une date au bas de ces rochers.

D'un autre côté. le costume et les armes des individus indiquent que ces dessins remontent à la plus haute antiquité,à moins que l'artiste n'ait voulu faire des personnages de fantaisie, ce qui n'est guère probable.

J'ai copié moi-même tous les dessins,et j'ai reproduit scrupuleusement les formes et les proportions du modèle. J'ai remarqué que le trait qui unit les personnages, dans un même sujet, sert à indiquer une espèce de parenté entr'eux. Maintenant que cette ligne parte des organes sexuels et y aboutisse, rien ne semble plus naturel, surtout quand on songe combien, pour des gens peu policés, les rapports des sexes ont d'importance et d'attrait. Ce serait donc là le signe de la famille.

Certains traits d'union ne permettent pas de douter que déjà, à cette époque, les penchants les plus honteux étaient familiers aux habitants de ces climats.

Le signe qui distingue l'homme est vertical sur la poitrine, celui de la femme est horizontal à la ceinture; il est probable qu'elle portait un vêtement à cette hauteur.

D'autres femmes ont des espèes de manches, ce qui indique un grand luxe de toilette. Quelques hommes ont des couronnes de plumes, ce sont les tireurs d'arc qui en sont spécialement ornés, ce serait le signe de la grandeur et du commandement.

Les chasseurs sont quelquefois accompagnés de femmes qui paraissent émerveillées de l'adresse de leur mari. Il y a une chasse à l'autruche complète et fort réjouissante; le chien semble en être l'auxiliaire.

A Moghar les dessins sont moins nombreux, mais plus compliqués. Ils sont tracés sur des roches horizontales de calcaire grossier. Ils sont moins bien conservés et plus difficiles à déchiffrer. Une figure surtout a fourni le sujet d'une foule de conjectures. Les uns voulaient que ce fût un chevalier romain ; en effet, on pouvait y reconnaître une cuirasse et un casque; d'autres soutenaient que c'était un mouton à grosse queue; d'autres y voyaient une tortue; un officier arabisant prétendait que c'était une signature, mais alors ce serait le fait d'un artiste musulman, ce qui est impossible.

On doit s'accorder à reconnaître que tous ces dessins remontent à une époque antérieure à l'invasion arabe. Car, en supposant qu'un mahométan eût l'idée et le talent de reproduire les objets qui frappaient ses regards, sa religion lui eût défendu de pousser si loin un travail contraire aux lois iconoclastes Du reste les habitants actuels du pays ne donnent aucun renseignement traditionnel ou autre sur ces dessins.

Leur aspect inspire une foule de pensées et de suppositions.

Est-ce là un fait isolé? Est-ce le produit de l'intelligence ou de l'adresse d'un seul, ou bien est-ce un art répandu et enseigné dans ces contrées ou venu de plus loin? L'auteur s'est-il inspiré de la nature seule, ou bien avait-il voyagé et vu, soit en Egypte, soit ailleurs, des images semblables? Sont-ce là les premiers pas d'un art dans l'enfance, ou les derniers vestiges d'une civilisation perdue? Cependant, malgré la naïveté du dessin, on ne saurait voir là une tentative hasardée. Pour arriver à cette perfection tout incomplète qu'elle paraisse, il a fallu des brouillons, des essais, des tâtonnements dont nous voyons le résultat définitif.

Peut-être une colonie égyptienne s'était fixée à Tyout, dont le nom peut servir d'indice? Pendant l'occupation romaine, une légion aura stationné dans ces parages et quelque soldat égyptien aura peut-être occupé les loisirs de la garnison en esquissant, à la mode de son pays, ces grossières images. Cette dernière hypothèse me semble la plus vraisemblable. Voici pourquoi.

J'assimile ces dessins, non pas aux *hiéroglyphes*, mais aux dessins qui décoraient les monuments, les maisons, les tombeaux, dans l'ancienne Egypte. Ce ne sont pas des caractères *hiératiques* ou *démotiques*, mais ce sont des signes *figuratifs* par lesquels une imagination dévergondée a reproduit ses idées les plus capricieuses. Il y a aussi, sans doute, quelques signes *symboliques*, mais le sens en échappe à un observateur vulgaire.

Le Sahara aura peut-être un jour son Champollion

Quoiqu'il ne soit pas question de signes semblables dans les travaux de l'immortel traducteur de l'inscription de Rosette, cependant on peut faire le rapprochement remarquable qu'il ne parle point du chameau, lequel n'était point employé par les anciens Egyptiens et n'est dessiné sur aucun de leurs monuments. De plus, le cheval était exclusivement réservé à traîner les chars, il ne servait pas de monture à l'homme. Ceci expliquerait l'absence de ces deux animaux dans nos dessins : l'artiste n'aura représenté que ce qu'il avait sous les yeux.

M. J -J. Ampère, dans son voyage en Egypte et en Nubie, me fournit une preuve de plus pour soutenir que les dessins du Sahara sont d'origine égyptienne.

En effet, à Silsilis, sur les bords du fleuve, le savant tou-
riste relève sur les rochers des signes tout particuliers, « ce
» ne sont pas des hiéroglyphes, dit-il, ils ne ressemblen
» aux lettres d'aucun alphabet connu. Peut-être ont-ils été
» dessinés par la population illétrée des bords du Nil ! »

Il trouve des images grotesques de divers animaux ; des
lions, des girafes, des autruches, des éléphants, etc.

Plus loin, au-dessus de la première cataracte, un peu en
avant de l'île de Philœ, notre voyageur remarque sur les
rochers de véritables *bons-hommes*. « Evidemment ces ins-
» criptions ont une origine populaire , quelques-unes ont
» servi peut-être à désennuyer un soldat de la garnison de
» Philœ. » Ces dessins sont souvent indécents, et, ainsi que
le dit M. Ampère : « l'hiéroglyphe, parfois, brave l'honnête-
té, » comme le latin. C'est un rapport de plus avec les images
gravées sur les rochers du Sahara.

Au printemps 1850, le Dr Barth rencontrait dans le Sahara
de Tripoli, entre Murzuk, capitale du Fezzan, et l'oasis
de Ghat, des dessins semblables tracés également dans de
grands blocs de grès. Un des groupes décrits représente un
homme à tête de taureau et un autre a la tête d'un oiseau
(ibis).

Il y a différentes représentations d'animaux, bœufs, chevaux, ânes, ces deux dernières espèces ne figurent pas à
Tyout, mais l'absence du chameau est constatée par le docteur
Barth comme par nous, et confirme cette idée que ce
précieux ruminant est une acquisition relativement récente
pour le désert. Le Dr Barth ne dit pas que l'éléphant soit
représenté sur les rochers comme à Tyout. Il est d'accord
avec nous pour rapporter ces figures bizarres à l'art égyptien.

J'ai cru devoir m'arrêter sur un sujet aussi intéressant, que
je ne me flatte pas d'avoir approfondi, mais dont je n'ai pas
besoin de faire ressortir l'importance archéologique.

Il existe beaucoup de ruines arabes dans le Sahara; elles

sont de fraîche date et indiquent, qu'à une époque peu éloignée, les habitants sédentaires de ce pays étaient plus nombreux qu'aujourd'hui.

Je citerai : *Kreider* sur le Chott, *Aïn-el-Hadjedj*, oasis abandonnée, *Aïn-Maylah*, *Frisis*, *Mecheria*, *Aïn-el-Bridj*, entre Sefra et Sefisifa, *Benout*, au Sud des Ksour, etc.

Les Beni-Amer paraissent avoir habité le Sahara d'Oran lors de l'invasion arabe, et l'avaient vivifié par leur puissante activité. C'est à eux qu'il faut attribuer les puits nombreux, délaissés et comblés depuis, et les vestiges de constructions qu'on rencontre à chaque pas.

L'eau était sans doute alors plus abondante qu'aujourd'hui à la surface, la végétation plus variée et la vie plus facile.

Aujourd'hui les Beni-Amer, qui s'étaient retirés dans le Tell entre Tlemcen et Oran, ont presque tous péri dans la guerre contre les Français. Les débris de cette tribu redoutable, dernier soutien d'Abd-el-Kader, ont été détruits en 1847, en défendant la *Deira* contre les Marocains, sur les bords de la Moulouïa. Journée néfaste pour l'Émir qui, en tombant entre nos mains, nous laissa désormais à la tranquille organisation de notre conquête.

ZOOLOGIE.

Le Sahara n'est pas riche en espèces zoologiques, les quadrupèdes sont les moins nombreux, les oiseaux sont les plus variés, les reptiles sont les plus curieux. Chacun de ces animaux se rattache à un type particulier au pays et s'en éloigne très-peu. Les mammifères sont presque tous des ruminants, les oiseaux des échassiers, les reptiles des sauriens.

La couleur de presque tous les habitants du désert est uniforme et a des rapports frappants avec la teinte générale de leur patrie. Du reste, tout dans le Sahara, sol, végétaux, animaux, présente cette coloration terne, jaunâtre, triste, des terrains sablonneux.

3

Les plantes, les oiseaux, les reptiles que j'ai rapportés, les agiles quadrupèdes qui peuplent ces solitudes, tous ces êtres ont une couleur jaune grisâtre.

Dans les oasis, nous avons vu quelques oiseaux aux riches parures, mais leur existence au milieu d'une végétation luxu-riante explique cette exception.

La nature du sol d'une contrée influe donc énormément sur l'habitude extérieure des êtres qui la peuplent. J'insiste-rai dans le cours de cet ouvrage sur cette proposition intéres-sante.

MAMMIFÈRES.

Les mammifères quadrupèdes, qui vivent dans la Sahara, sont domestiques ou sauvages. Les premiers comprennent les chevaux, les ânes, les moutons, les chèvres, les chameaux et les chiens. Ces animaux constituent exclusivement la pro-priété et la richesse des tribus nomades.

Les chevaux du Sahara sont renommés à juste titre. Dans chaque grande tribu, la race offre quelques caractères indélé-biles qui viennent de l'habitude qu'ont les arabes de ne jamais mêler le sang et de conserver dans toute sa pureté le type que leurs ancêtres leur ont légué. Tel étalon du Sahara a une gé-néalogie aussi authentique et plus reculée que les plus célèbres vainqueurs du *turf*, inscrits au *Stud boock* anglais.

La race des *Hamian* est la meilleure du Sahara et de toute l'Algérie ; elle diffère de la race barbe qu'on élève dans le Tell. Les caractères extérieurs qui la distinguent sont très-tranchés : taille élevée, garot saillant, ventre levreté, croupe tranchante, poitrine large, tête fine, allongée. Ces chevaux ne sont pas élégants, leurs qualités précieuses sont un fonds et une vigueur extraordinaires, alliés à une sobriété ex-cessive et à une grande résistance à la fatigue, à la chaleur, aux privations.

Les *Hamian* sont très-fiers de cette race qu'ils font des-cendre, non sans raison, des fameux chevaux numides. Ils préfèrent les juments aux chevaux, parce qu'elles résistent mieux à la soif et à la fatigue, parce qu'elles ne henissent pas, parce qu'elles produisent des poulains qui se vendent fort cher.

Les goums, ou cavaliers auxiliaires, qui suivaient notre co lonne étaient admirablement montés. Dans plusieurs marches forcées ils ont fait des prodiges.

Ces chevaux font fréquemment 25 ou 30 lieues par jour au trot et au galop. Pendant la marche, ils ne boivent ni ne mangent. Le soir, arrivés à destination, on leur donne un peu d'orge ou quelques dattes; ils boivent de l'eau quand il y en a; on la remplace souvent par du lait de chamelle ou de brebis. La nuit se passe à mâcher quelques touffes d'*alfa* (graminée coriace); le lendemain, le cheval reprend sa course furibonde sous le soleil ardent.

Ces différences physiques et physiologiques font de la race saharienne un cheval à part et qu'on ne saurait confondre avec un normand par exemple, dont la masse informe engloutit chaque jour une quantité de foin et de paille qui suffirait à un *goum* entier de chevaux du Sud. Mais tous les êtres sont parfaitement appropriés au sol qui les nourrit; tout en eux, fonctions, habitudes, mœurs, formes extérieures se transforme sous l'influence du milieu natif.

Le Sahara, ce pays si curieux et si différent du nôtre, nous mettra à même de constater à chaque pas cette admirable prévision de la nature.

Les ânes appartenant aux tribus nomades sont de petite taille, mais très forts. Ils servent surtout aux femmes pour porter les peaux de bouc qu'elles vont remplir d'eau à des distances quelquefois considérables et qu'on ne renouvelle souvent que tous les huit jours. La sobriété étant la première vertu de tous les habitants du Sahara, l'âne est là dans son élément et y vit à merveille.

Les moutons du Sud, race de barbarie, *ghanem*, sont de petite espèce; la laine est belle, assez fournie, elle est la principale ressource des habitants, qui, au moyen d'échanges, obtiennent avec leurs toisons, des dattes dans les oasis, du blé et de l'orge dans le Tell.

Cette race, susceptible d'amélioration par les croisements, supporte avec facilité l'abstinence prolongée de toute boisson.

Souvent les troupeaux passent un mois et plus dans des plaines immenses dépourvues de puits et de sources. Les pasteurs ne les y conduisent qu'aux époques où l'herbe manque dans les pacages ordinaires C'est surtout en automne que cela arrive ; mais alors la fraîcheur extrême des nuits repose les animaux de l'ardeur du soleil, et les plantes sont couvertes le matin d'une rosée abondante.

Je n'ai pas vu dans le Sahara d'Oran le mouton à poil ras, à longues jambes, sans cornes, dit mouton touareg ou du Fezzan *(ovis longipes)*, *Desman* des Arabes ; il existe, dit-on au Touat. Le mouton à large queue *(ovis laticauda*, Brisson)*, se rencontre dans les oasis de l'Est, aux Zibans.

Quelques fractions de tribus, moins nomades que les autres, et qui n'élèvent pas de chameaux, possèdent des bœufs porteurs.

La chèvre est précieuse dans le Sud pour son lait et pour sa peau. Avec le lait des brebis et des chèvres on fait du petit lait, *leben*, qui remplace l'eau sous la tente. La peau de chèvre sert à transporter l'eau, l'huile et à battre le lait pour faire le beurre. Le poil des chèvres mêlé à celui des chameaux, sert à la confection des cordes, des tentes et des bernous.

La poule bedouine, petite et mauvaise pondeuse, est rare dans le Sahara, car le grain y est cher.

Les pasteurs ont deux espèces de chiens : le chien de garde ou de berger, *kelb*, race bâtarde qui tient beaucoup du chacal par la forme de la tête et par les oreilles droites et triangulaires, et un beau levrier, *slougui*, svelte, élégant, à la tête fine, aux jambes nerveuses. Il est grand, de couleur jaune ou

gris tacheté Son membre postérieur bas jointé, plat, attaché
très-haut à la hanche, offre les plus grands rapports de conformation avec le membre correspondant chez le chameau.

Ces levriers sont des animaux de luxe, que les chefs seuls
se permettent ; ils les dressent à la chasse du lièvre et de
l'antilope ; l'hiver ils les couvrent de tapis, *djelel*, faits comme ceux des chevaux.

Les grands chefs pratiquent aussi la chasse à l'oiseau, et
ils instruisent à ces jeux, digne tradition des anciens chevaliers maures, des faucons hobereaux, qu'ils portent sur leur
tête, les jours de grande fantazzia.

Il me reste à parler du chameau, qui est le type perfectionné de l'animal destiné aux plaines arides du désert.

Le chameau, originaire d'Asie, paraît avoir été importé en
Afrique à l'époque de l'invasion arabe.

Ce chameau est un dromadaire (de *dromos*, en grec course), en arabe *djemel*. Sa force et sa sobriété ont été fort exa-
gérées. Les Arabes ne croient pas que leurs chameaux puissent passer plus de quatre jours sans boire ni manger, et ils
les exposent rarement à une aussi rude épreuve. Ils n'exigent
d'eux qu'une dixaine de lieues par jour, c'est la valeur moyenne d'une journée de marche en caravane. La charge se
compose ordinairement de deux sacs en laine, ou *tellis*, sus-
pendus à un bât ovalaire qui embrasse la bosse ; ces sacs contiennent le blé, les dattes ou autres denrées.

Il y a un chamelier pour plusieurs chameaux ; dans les endroits difficiles, il marche à terre et stimule du bâton ou de la
voix son troupeau indolent ; dans les grandes plaines, il surcharge de son poids le plus fort de la bande, et il chante
quelque interminable complainte aussi monotone que le ba-
lancement de la monture.

Le froid, l'humidité, sont très-contraires au chameau ; lors
que les neiges surprennent les convois sur les hauts plateaux,
on en perd beaucoup ; par les temps de pluie et dans les che-
mins glissants, ils tombent et ne se relèvent plus.

Les chameaux, outre leurs services comme bêtes de somme, fournissent aux Arabes un lait très-nourrissant.

Le crottin de chameau est un combustible précieux dans le désert, il est ramassé tous les jours au départ de la caravane, mis dans des sacs et employé le soir à préparer les aliments et à former de grands feux autour desquels on se couche. Souvent l'Arabe n'a qu'un sac pour les dattes et le crottin; mais à l'arrivée, il sépare gravement le combustible des comestibles.

On retire encore du chameau un peu de laine qui, mélangée à la laine des moutons, sert à tisser ces étoffes imperméables dont on fait les tentes.

Après les avoir tondus, pour rendre leur peau moins sensible aux influences atmosphériques et pour les préserver de la lèpre, les Arabes enduisent leurs chameaux de goudron, ce qui est loin de les rendre agréables à la vue; mais cette pratique justifie encore plus cette dénomination de *vaisseaux de la mer de sable* qui leur a été si poétiquement appliquée.

Le chameau, comme tous les ruminants, a la propriété de régurgiter les aliments et de les soumettre à une nouvelle mastication, mais il ne saurait faire une provision d'eau pour calmer sa soif dans les cas d'abstinence forcée. M. Flourens a parfaitement démontré qu'il était physiologiquement impossible que les liquides pussent être conservés, car ils passent directement dans le feuillet, d'où ils sont rapidement entraînés par le travail de la digestion et de l'absorption intestinale.

Si le chameau résiste à la soif et à la faim, ce n'est pas à la faveur de ressources emmagasinées à cet effet, c'est parce qu'il a reçu le don de souffrir moins que tout autre animal de ces deux besoins impérieux.

Il existe une autre espèce de chameau dans le grand désert, les Arabes le nomment *mehari*. Les Ouled Sidi-Cheick en possèdent quelques-uns. On raconte des choses merveilleuses de ces animaux. En faisant la part de l'exagération des Indigènes, on doit cependant croire que le mehari est un animal dont les qualités sont précieuses et que la nature ou l'entraînement ont fait un effort de plus pour le rendre possible dans un pays à peu près inhabitable. Sa sobriété est extraordinaire, sa taille haute, sa tête intelligente, sa course rapide, puisqu'il peut faire jusqu'à cinquante lieues par jour. Les *mehara* servent à porter des courriers à travers les immenses solitudes du grand désert; ils sont la monture habituelle des *Touaregs*, ces terribles corsaires de la mer de sable.

QUADRUPÈDES SAUVAGES.

Les romanciers et les poètes ont longtemps parlé du lion du désert. Il n'y a pas plus de lions dans le Sahara que de tigres et de panthères ; ces grands carnassiers aiment les pays accidentés et boisés, ils ne quittent pas les régions du Tell et les gorges de l'Atlas.

Nous avons rencontré dans le Sud l'hyène, le chacal et quelques sangliers dans les montagnes.

Les ruminants du Sahara appartiennent tous au genre antilope, qui est le grand quadrupède sauvage du désert.

Il en existe cinq espèces, toutes à cornes creuses :

1° Gazelle commune (*gazella dorcas*, Blainville), *ghala* des Arabes, répandue dans tout le Nord de l'Afrique ; petite de taille avec bande noire sur les flancs.

2° Gazelle corinne, vulgairement antilope, plus grande et plus forte que la précédente, avec une ligne noirâtre le long du dos ; elle est rare dans le Tell, commune dans le Sahara, où elle porte le nom d'*emis*.

3° Antilope *addax* de Ruppel, type du genre ; plus grand que la gazelle, il porte une touffe de poils sur le front et une bande blanche en travers de la face au-dessous des yeux ; pas de bande noire sur les flancs ; c'est le *meha* des Arabes, il habite au Sud des ksours.

4° Bubale (*alcelaphas bubalis*, Blainville), *begra el ouach*, facile à reconnaître à sa bosse sur le garot, à son front proéminent et ses grosses cornes ; il a la taille du bœuf et est facile à réduire en domesticité ; sa chair, comme celle de ses congénères, est excellente. Ce serait une excellente acquisition, si on parvenait à l'acclimater dans le Midi de la France, ce qui paraît facile à réaliser.

5° Mouflon à manchettes (*musimon tragelaphus*, P. Gervais), *el arouy* des Arabes ; remarquable par une espèce de crinière qui entoure la tête, tombe devant le cou et couvre les jambes ; hauteur, un mètre ; ses formes sont robustes et élégantes ; il est très-sauvage et très-rapide. Les Sahariens recherchent sa peau pour faire des sacs où ils renferment leurs objets les plus précieux : sa chair est salée et conservée.

La classe des rongeurs nous a offert l'espèce la plus nombreuse du Sahara : c'est le lièvre (*lepus timidus*), *erneb* en arabe. Il est plus petit que celui d'Europe et de couleur moins foncée.

La Gerboise *(mus sagitta)*, *djerboa*, est aussi très-commune dans ces régions. Son élasticité musculaire est extraordinaire, sa marche est une suite de bonds rapides et saccadés, à la manière des sauterelles.

On rencontre aussi la musaraigne musette, ou rat des sables *(sorex araneus*, Zin.), *farelkhla*, qui a donné lieu à la fameuse charge du rat à trompe.

Certaines chauves souris, *theïr el lil* (oiseau de nuit) nichent dans les rochers et les ruines des ksours.

Plus en avant dans le désert, vers la région des *Areg*, MM. de Colomb et Marès ont trouvé un petit renard (*vulpes fenec*) et un lièvre jaune (*lepus isabellinus*) qui vivent tous deux dans les sables.

OISEAUX.

Les oiseaux du Sahara sont nombreux et assez variés Leurs couleurs sont généralement pâles, le gris et le jaune dominent. Ils sont sans voix, et aucun chant n'égaie ces vastes solitudes, dont le silence accroît l'immensité. Le plus grand nombre n'a que trois doigts. En effet dans un pays dépourvu d'arbres, les êtres qui aiment à percher doivent être rares. Il en est même qui n'ont que deux doigts, mais la plupart sont tridactyles.

Parmi les rapaces, je citerai : le vautour griffon (*vultur fulvus*), *el nesser*, qui habite toute l'Algérie ; le catharte alimoche (*cathartus percnopterus*, Tem.), appelé aussi percnoptère d'Égypte ; le faucon hobereau (*falco subbuteo*, Loth.) *thaïr el hor* ; le milan noir (*falco ater*, Lin.) nommé parasite, *el essaf*. Le seul nocturne des oasis est la chouette occipitale (*strix occipitalis* Lin.), *bourourou*.

La famille des turdinés nous a offert deux espèces assez peu connues : la première est le merle à queue blanche (*turdus leucurus*, Loth)*djamouna ;* l'autre est le *turdus fulvus*, merle fauve, décrit par Desfontaines dans un mémoire présenté à l'Académie des sciences en 1787.

Aux environs des mares et des puits, on trouve une bergeronnette jaune (*motacilla boarulla* Lin.), *emsisi*, (tous ces noms arabes sont euphoniques et imitatifs) ; une fauvette verte (*sylvia sibilatrix*, Bescht.) et une gorge bleue (*sylvia cyanecula*).

L'hirondelle de rivage (*hirundo riparia* Lin.) *khotaïfa*, habite les bords des chott ; elle est très-frileuse et peu sauvage.

Dans les belles soirées l'engoulevent fait la chasse aux insectes, c'est l'engoulevent commun (*capri mulgus europæus*, Lin.), *youka*.

Le Sahara possède deux alouettes inconnues dans nos climats ; leur couleur isabelline et leur bec long et triangulaire les différencient notablement des autres alaudées : l'alouette bifasciée (*alauda bifasciata*, Tem.) et l'alouette bilophe (*alauda bilopha*, Tem.) remarquable par deux petites huppes noires, placées sur les côtés de la tête, au-dessus des yeux.

Le moineau commun, *zaouch*, qu'on trouve au désert comme dans tout le reste de l'Algérie, est le gros-bec espagnol (*fringilla hispaniolensis*, Tem.) accompagné d'un moineau rose, le sizerin (*fringilla githaginea*, Licht. ou *fringilla linaria*).

Les étourneaux traversent les plaines du Sahara sans jamais s'y reposer. C'est l'étourneau vulgaire (*sturnus vulgaris*, Lin.), *zerzour*, dont les grandes bandes compactes ondoient sur le fond bleu du ciel comme une écharpe de gaze livrée aux caprices de l'air.

Le long des eaux tranquilles, qu'ombragent de leurs gracieux panaches les palmiers à la tige élancée, le rossignol, *belbel*, et la fauvette, *oum el hassem*, mélangent leurs concerts.

Nous y avons trouvé aussi deux oiseaux à riche livrée, qui sont communs dans toute l'Afrique septentrionale, ce sont : le rollier (*coracias garulla*, Lin.), *cherrekbrok*, et le guêpier (*merops apiaster*, Lin.), qui est le plus bel oiseau de l'Algérie.

Les oasis abritent également la tourterelle (*columba turtur*, Lin.), *hammam el berri*, dont le plaintif roucoulement nous rappelait les bocages de France, et la huppe (*upupa epops*, Lin.); nous n'avons pas vu la huppe aux pieds d'alouette décrite par Desfontaines.

La perdrix rouge (*perdrix rubra*), *hadje*, est très-commune dans le Sahara, ainsi que le ganga unibande (*pterocles arenarius*, Tem.) *koudri*, et le ganga cata (*p. achata* ou *setarius* Tem.), *el quetaa* des Arabes, vulgairement perdrix grecque.

La poule de carthage, outarde canepetière (*otis tetrax*, Lin.), *raad*, est un des meilleurs gibiers d'Afrique.

Les coureurs de Temminck nous offrent les véritables oiseaux du désert. Ils n'ont que deux ou trois doigts, ils volent assez mal, mais la vitesse de leurs pieds supplée à ce qui leur manque du côté des aîles.

L'outarde hubara, ou combattant *(otis hubara*, Gm.), *hu-bara*, décrit par Desfontaines avec la plus grande exactitude, se rapproche de la poule de Carthage ; elle est cependant plus grosse et plus élevée sur ses pattes. C'est un bel oiseau; le mâle porte un collier de plumes blanches très-élégantes et une aigrette mobile sur la tête. Quand l'hubara est blessée, elle se défend encore contre les chiens ; sa fraise et son aigrette se hérissent dans la colère et dans l'amour.

Le court-vite isabelle *(cursorius isabellinus*, Meyer). *souaq el ibe*, a le port svelte et gracieux d'un échassier, d'une couleur café au lait, ses longues jambes sont couvertes d'écailles blanches; il n'a que trois doigts L'autruche (*struthio camelus*, Lin.), *nahma*, semble résoudre le problème de la transition entre les quadrupèdes et les oiseaux. Elle a des rapports très-frappants avec le chameau et cette analogie ne repose pas seulement sur l'aspect extérieur, elle se confirme encore par la structure particulière du squelette et des organes de la digestion et de la reproduction.

L'autruche ne saurait voler, elle agite ses ailes en courant, et, lorsque le vent est favorable, elle en forme une espèce de voile, qui aide singulièrement à la vélocité de sa marche.

La puissance digestive de l'autruche est proverbiale, cependant elle ne saurait s'exercer sur les objets variés que sa gloutonnerie lui fait engloutir et qui ne peuvent tourner au profit de sa nutrition. Voir, à ce sujet, deux curieuses autopcies d'autruches faites, l'une à Lyon, l'autre à bord du *Jason*, (*Gazette des hôpitaux*, no° des 19 et 28 juin 1862.)

L'autruche dépose ses œufs sur le sable, elle les couve pendant la nuit, le jour le soleil suffit à l'incubation. Comme les jeunes ne seraient pas assez forts pour aller chercher au loin leur nourriture, les autruches déposent aux environs du nid quelques œufs qui servent à alimenter leurs petits pendant les premiers jours. Au sortir de la coquille, les autruchons ont déjà la tête bien formée. le bec gros et dur, le pied parfaitement développé, le gros doigt déjà armé de son onglc; leur corps est couvert de filaments grisâtres qui sont les plumes à l'état rudimentaire.

Les plumes d'autruches constituent une branche de commerce assez lucrative, une dépouille complète se vend sur les marchés de l'Algérie de 70 à 100 francs.

Les œufs frais sont assez bons, nous en faisions de fantastiques omelettes, au prix de 0, 50 centimes l'œuf, et la coquille nous restait.

Les Arabes chassent l'autruche en la suivant à la trace, mais pour cela il faut avoir un bon cheval et ne pas craindre la fatigue, le soleil et la soif.

Quelquefois on organise des relais dans la direction présumée que prendra l'animal, mais ce luxe n'appartient qu'aux chefs.

Les Arabes qui ne vivent que de cette chasse ont une pauvre jument bien maigre, ils la chargent d'un peu d'orge et d'un peu de farine; puis l'œil fixé sur une trace, ils feront ainsi cent lieues dans ce modeste équipage, emportés, suivant les caprices de l'animal, dans les régions les plus désertes, où l'homme et le cheval trouvent à exercer ces deux qualités merveilleuses du Saharien : la sagacité et la sobriété.

Des tentatives d'acclimatation et de domestication de l'autruche ont été faites par M. Hardy à Alger, et par le prince Demidoff à San-Donato, près Florence. Le problème paraît résolu ; on a déjà obtenu des pontes et des couvées de ces précieux animaux qui en sont à leur troisième génération.

On trouve au Sahara deux espèces de gralles à trois doigts, l'œdicnème criard (*œdicnemus crepitans*, Tem.), *kirouna*, et l'échasse à manteau noir (*himantopus melanopterus*, Meyer.) Les échassiers proprement dits ont quatre doigts.

De même que les plantes marines sont très-communes dans les chott et lacs salés du Sud, de même les oiseaux de mer et de rivage fréquentent et habitent ces régions.

Je citerai le héron cendré, *bou ank* (le père du cou), l'aigrette blanche, le bihoreau (*ardea nycticorax*, Lin.), le butor (*a. stellaris*, Lin.), le flamant rose (*phœnicopterus anti-quorum*, Tem.), la cigogne (*ciconia alba*, Bellon.), l'ibis fal-cinelle (*ibis falcinellus*, Tem.), l'ibis noir (*porphirio anti-quorum*, Bonaparte), et l'ibis blanc à aigrette (*bubulcus ibis*, Bonaparte), le courlis cendré (*numenius arquata*, Lath.), quelques scolopax, chevaliers, bécassines et bécasseaux.

Parmi les palmipèdes : l'hirondelle de mer voyageuse, (*sterna affinis*, Lin.), plusieurs variétés de canards sauvages (*anas boschas*, Lin.) et le beau canard kasarka (*anas rutila*, Pallas), d'un jaune cuivré.

REPTILES.

Les reptiles du Sahara sont fort intéressants. La nature du sol et le climat leur impriment un cachet tout particulier. Ils possèdent de la manière la plus évidente la propriété de chan-ger de couleur suivant le milieu ambiant.

Ceux qui vivent dans les sables sont presque tous jaunes ; le lézard vert qui aime les forêts sombres et les herbes touf-fues, ne se rencontre pas au désert. Les geckos sont gris dans les ksours, jaunes dans les sables, noirs dans les rochers de grès ferrugineux. J'ai vu plusieurs iguaniens éprouver des transformations de couleur moins rapides et moins prononc-cées que chez les sauriens chélopodes, mais cependant évi-dentes.

Enfin je crois que cette singulière organisation de la peau des caméléons appartient à toute la famille des sauriens ; seulement la faculté de changer de couleur, suivant les cir-constances, se traduit lentement chez les uns, tandis qu'elle est instantanée chez les autres, avec tous les degrés intermé-diaires.

Dans le Sud de l'Algérie on trouve deux espèces de tortues : la tortue mauresque (*testudo mauritanica*) et la cistude com-mune (*t. lutaria*) ou tortue d'eau.

Le caméléon (*chamœleo vulgaris*), *tata* en arabe, appar-tient à la variété d'Alger, moins grande que celle de l'Orient.

Cet animal, singulier à tant de titres, a une conformation bizarre. La langue, l'œil et la peau jouissent d'une organisation et de propriétés particulières. Parmi les théories qui ont été proposées pour expliquer le mécanisme des variations de couleurs dont la peau du caméléon est susceptible, nous préférons de beaucoup celle de M. Milne-Edwards ; elle repose sur le jeu d'un ou de plusieurs pigments. Cette théorie satisfait l'esprit et paraît avoir résolu un problème resté longtemps inexpliqué. Il semble aussi que le jeu des pigments sous l'épiderme s'opère à l'insu de l'animal, par l'influence de causes internes : les passions, les émotions ; ou de causes externes : la couleur des objets environnants et la lumière en général.

J'ai déjà parlé des geckos du Sahara ; l'un est le *ptyodactyle urotorne,* on le rencontre dans les rochers noirs, c'est le nègre de son espèce ; l'autre est gris et habite dans les vieux murs des ksours, en compagnie du *platydactyle* des murailles, répandu dans le Midi de l'Europe. Le gecko des sables est jaune, c'est un *gymnodactyle honconote.*

Le varan du désert (*varanus arenarius*) est un grand lézard d'un gris jaunâtre, qui a près d'un mètre de long. Les Arabes le nomment *ouarann,* il diffère du varan aquatique des bords du Nil et du Monitor d'Amérique. Il ne saurait être confondu avec un autre énorme lézard à queue épineuse, qui est très-commun dans le Sahara et désigné par les Indigènes sous le nom générique de *den.* C'est un fouette-queue ou *uromastix,* genre voisin des stellions. J'ai rapporté plusieurs de ces effrayants reptiles, leurs caractères les rapprochent de de l'*uromastix ornatus* (Ruppel). Les Arabes se montrent friands de sa chair. Longueur totale : 35 centimètres

Je crois avoir rencontré le *zoum* gris, variété A. (Dum. et Bib.), que j'ai pris pour un petit du précédent, dont il a l'aspect général, moins la taille.

Le Sahara possède aussi deux genres d'agames. Le premier a beaucoup de rapport avec l'agame agile d'Olivier et l'agame variable ou changeant (*agama mutabilis*) de Merem, lesquels ressemblent beaucoup au *trapelus* de Cuvier. Nos soldats le nomment *solitaire*, j'ignore le nom arabe. Il est très-agile, sa forme aplatie est disgracieuse , la tête et le cou sont parsemés d'écailles pointues, sa couleur ordinaire est d'un gris jaunâtre, glacé de bleu tendre sur les flancs. Ce saurien a la propriété de changer de couleur, mais cette faculté est loin d'être aussi prompte à se déterminer ni aussi étendue dans ses effets que chez le caméléon; elle ne paraît d'ailleurs soumise qu'à l'influence des passions; il devient d'un gris noirâtre quand il est poursuivi.

Il vit en guerre continuelle avec ses semblables.

L'autre agame est de forme orbiculaire, c'est l'*agame épineux*, il habite les grandes plaines du Sahara, il ressemble au premier abord au crapeau dont il a les formes hideuses et la lenteur. Il se laisse saisir sans se défendre et sans songer à fuir. Cette lenteur dans les mouvements le rapproche du caméléon avec lequel il a encore un rapport frappant : c'est la faculté de changer de couleur suivant les impressions des objets environnants. Ceux que j'ai trouvés sur le sable étaient naturellement jaunes, mais ils devenaient successivement blancs, rouges, bleus, noirâtres, marbrés de jaune, pointillés de blanc, etc. Cette observation n'avait jamais été faite.

Les lacertiens ou autosaures nous ont fourni trois espèces intéressantes. La première est un lézard dont les formes, la taille et tous les caractères sont semblables à ceux du lézard gris des murailles, il en diffère par la coloration et les habitudes. On le rencontre dans les dunes et les plaines sablonneuses, et c'est sans doute son séjour dans les sables qui lui donne cette couleur jaune, à reflets cuivrés et argentés qui le rend si remarquable. J'en ai recueilli plusieurs types qui peuvent tous être rapportés au genre *Eremias linco-ocelle.* Dum. et Bib.

La deuxième espèce de lacertiens est le *scinque des boutiques*, variété B, décrite par MM Bib. et Dum. Cet animal, connu dès la plus haute antiquité, passait pour un remède efficace dans toutes sortes de maladies ; c'était surtout un aphrodisiaque vanté, on le retirait alors d'Egypte ; aujourd'hui il a disparu du Codex.

Notre troisième espèce est un *seps tétradactyle* qui, par les autres caractères, se rapporte parfaitement à l'*hétéromile mauritanique*, lequel n'a que deux doigts cependant. Ces appendices rudimentaires sont donc trop variables pour servir de base à la classification des seps.

De nombreux ophidiens peuplent le Désert ; je ne citerai que les suivants : d'abord un trigonocéphale que je crois être le *python royal*. L'individu que j'ai rapporté avait 2 mètres 30 c. de longueur, quatre rangées de dents à chaque machoire, des narines latérales, deux tubercules près de l'anus, qui sont les rudiments informes de membres postérieurs. Ses couleurs étaient vives, tranchées, parfaitement dessinées, le ventre d'un rose tendre, le dos d'un noir foncé couvert d'un réseau de mailles jaunes à forme lozangique.

L'autre serpent est la *vipère à cornes (coluber cerastes)*, l'animal le plus terrible du Désert. Sa morsure est dange_ reuse et les Arabes en ont une frayeur extrême. Ce serait le seul ennemi vraiment redoutable pour l'homme dans le Sahara, si ce pays était complétement inhabité ; mais *les voleurs*, disent les Arabes, *sont encore plus nombreux que les vipères*.

Le céraste, *lefa*, a un pied ou un pied et demi de long; il est jaune, avec des taches fauves sur les côtes et sur le dos ; la queue est très-courte, noire à l'extrémité; la tête est ronde, écrasée, camarde, ayant quelque chose de celle du tigre; la bouche large, bien fendue; les yeux noirs et brillants : au-dessus de chacun d'eux est placée une petite corne mobile, consistante, formée par une excroissance de l'épiderme et qui donne à l'animal un aspect singulier.

J'ai trouvé des cérastes qui n'avaient pas de cornes, je n'ai pu déterminer si ces appendices étaient tombés, ou s'ils n'avaient pas encore poussé. Peut-être le mâle ou la femelle n'en ont-ils pas?

La mâchoire supérieure est garnie de deux rangées de dents terminées antérieurement par deux dents mobiles, ou crochets à venins.

D'après M. Tisseire, médecin militaire, le meilleur remède contre les effets de la morsure du céraste serait le suc de l'*euphorbia guyoniana*, qui croît dans ces régions.

Les autres serpents du Désert sont diverses couleuvres de plusieurs dimensions.

M. Marès a trouvé deux ophidiens intéressants, déterminés par M. P. Gervais : le *zammis florulentus*, déjà signalé en Perse et en Egypte, et une espèce nouvelle de cœlopeltis assez semblable au *risechis scalaris*, ce sera, d'après ces messieurs, le *cœlopeltis productus*. P. Gerv.

Il paraît aussi que l'*eryx jaculus* existe dans le Désert, mais je ne l'ai pas vu.

POISSONS

Les sources du Sahara qui ne tarissent pas, contiennent, comme toutes les rivières de l'Algérie, du barbillon d'un goût détestable et quelques anguilles.

Tel est l'inventaire abrégé des animaux vertébrés que nous avons observés pendant notre expédition.

ANIMAUX ARTICULÉS.

Insectes. — Les insectes du Sahara sont moins variés qu'on pourrait le supposer. Je vais énumérer ceux que j'ai pu déterminer et qui sont naturellement les plus communes, mais probablement les moins intéressants.

Citons d'abord, comme vue d'ensemble, un gros carabe, de 3 centimètres de long, noir, avec des taches blanches sur le corselet et les élytres ; des cicindelles puantes, des bousiers agiles et âpres à la curée des matières fécales ; des hannetons jaunes et cotonneux ; des charençons verruqueux ; tout cela grouille dans les sables, tandis que, dans les oasis, les cocinelles orangées étoilent les rosiers, et les vers luisants scintillent sous les herbes.

Voici quelques noms scientifiques de coléoptères :

Scarabés : *Atenchus sacer* des Egyptiens.

— *Ponctatus*, Lin.

— *Variolosus.*

— *Cicatricosus*, Déj.

Bousiers : *Copris Hispana.* Lin. avec une corne.

— *Monaca.* Déj. avec capuchon.

Hannetons : *Melolontha vulgaris.* Lin.

— *Pilosa.* Fab.

Rizotroque solstitial. Lin.

Autres coléoptères : *Adermie variolée.* Fab.

Sepidie d'Espagne,

Cléone excoriée. Illig.

Lixe rétrécie, Fab.

Rhynophores ou porte nez : *Brachycerus corrosus.*

— *Scutellaris.*

Parmi les orthoptères : un grand perce oreilles jaune ; une mante religieuse (*mante appauvrie*, Fab.) dont la larve a l'air d'un brin d'herbe desséché.

Je n'ai pas vu le grillon à voile membraneux, qui, dit-on, habite le nord de l'Afrique.

Les sauterelles qui appartiennent spécialement au Sahara sont vraiment monstrueuses. L'une d'elles, le *pamphago éléphant*, Fab., a jusqu'à 6 ou 7 centimètres de longueur. Une autre, de forme hideuse, le *P. numidicus*, Poir., est de couleur jaune, aplatie, couverte d'aspérités, elle a, ainsi que le *P. nigropunctatus*, qui habite ces régions, l'aspect d'un crapaud, et ressemble encore davantage aux agames orbiculaires, reptiles dont nous avons signalé l'existence dans le Sahara.

Les sauterelles de passage sont celles qui, sous le nom de *criquet voyageur*, font des invasions périodiques en Algérie.

Au retour de notre expédition (juillet 1849), nous trouvâmes sur les hauts plateaux une nuée de ces sauterelles qui venait s'abattre sur le Tell où elle fit les plus grands ravages. Cette migration se composait de criquets *bleus, sonores, gros, voyageurs*, etc. Le sol en était couvert et dénudé de toute végétation.

Les hyménoptères m'ont offert de grandes fourmis rousses et très-carnassières ; des guêpes qui se construisent des nids sphériques avec de la terre argileuse.

Parmi les hémiptères, la cigale commune de France.

Les papillons du Désert sont peu nombreux, petits et de couleur terne ; ces êtres délicats et brillants fuyent un pays dépourvu de fleurs et brûlé par le soleil. J'ai rencontré cependant quelques *parnassiens* à ailes jaunes tachetées de noir et quelques *danaïdes* blanches.

Enfin, les diptères nous ont fourni les hôtes les plus incommodes du Sahara. La nuit, les moustiques et les cousins, les mouches, le jour, nous enlevaient tout repos. Elles souillaient nos verres et nos assiettes et nous ôtaient le peu d'appétit qui nous restait. Pendant plusieurs mois, elles ont suivi nos marches, perchées sur nos bagages et jusque sur notre dos. Ces mouches avaient une couleur cendrée moins foncée que celles d'Europe.

Nos camps, au bout de quelques jours, étaient également infestés de puces et même de poux qui semblaient vivre et pulluler dans le sable avec une effrayante rapidité.

Enfin, les hypobosques et les œstres fatiguaient beaucoup nos chevaux.

Nous rencontrions assez souvent un myriapode monstrueux, le *scolopendre morsitans* qui a 40 à 50 paires de pattes et 5 à 6 pouces de longueur ; sa couleur est jaune brunâtre, il ne fit de mal à personne.

Parmi les arachnides pulmonaires : une migale velue du genre Lycose de Latreille, *mygale fodiens*, Walker, se creuse

dans la terre des trous tapissés de toile, d'où elle se précipite sur sa proie ; son abdomen, à peu près sphérique, a 3
centimètres de diamètre, il est gris, avec taches noires ; la
tête porte huit yeux dont deux énormes brillent d'un éclat
verdâtre. Cette tarentule paraît plus effrayante que dangereuse, nous n'avons pas constaté d'accident produit par sa morsure.

Je n'ai pas trouvé non plus, dans le sud de l'Algérie, ces
scorpions si redoutables dont parlent les auteurs. Tous ceux
que j'ai recueillis étaient de petite taille, de couleur roussâ-
tre et plus fréquemment d'un jaune très-clair ; il y en avait
un grand nombre, et les piqûres fréquentes que j'ai pu observer n'ont jamais produit d'accidents graves, même lorsqu'elles étaient abandonnées à elles-mêmes. Ce scorpion est
l'*androctonus occitanus*.

Deux hirudinées habitent le Sahara : la sangsue médicinale
abonde dans les sources et les marais qui avoisinent *les Chott*,
ainsi que dans la région montagneuse qui borde le Grand-
Désert, au *Djebel Amour* surtout. Elle est l'objet d'une exploitation inintelligente qui devrait être surveillée pour ne pas
tarir une ressource importante dans l'état de pénurie où l'on
se trouve en Europe de ces précieux annelides.

L'autre sangsue est l'*hemopis vorax*, Moq. Tandon, qui
existe dans l'eau à l'état de filet imperceptible, et est souvent
avalée par les hommes et les animaux.

Elle ne produit jamais d'accident sérieux, comme je l'ai
démontré ailleurs, parce que, si elle se fixe dans les parties
supérieures du tube digestif, elle est accessible aux injections
et aux instruments et elle est facilement délogée ou arrachée;
si elle s'avance davantage, elle est entraînée dans l'estomac
où elle est tuée par les sucs gastriques.

Cependant il est prudent de filtrer les eaux quand on soup-
çonne sa présence.

Les mollusques et les rayonnés ont peu fixé mon attention.
Voici, d'après M. Marès, les mollusques qui vivent dans les
ruisseaux du Sahara :

Lymmus ovatus. Drap.

— *pereger*. Drap.

Paludina acuta.

Succinea amphibia. Drap.

Physa intorta ?

Melanopsis lœvigata. Lam.

Pupa dolium.

Helix striata.

— *cespitum.*

Cyclas palustris.

Ancyllus lacustris. Drap.

Dans les *Dayas* du Grand Désert, région des Dunes ou *Areg*, M. Marès a trouvé les coquilles des mollusques qui y vivaient avant que ces lacs ne fussent desséchés.

Ce sont : *Cardium edule.*

Paludina acuta.

Physa intorta.

Lymmus ovatus, Drap.

Milania virgulata.

Melanopsis costata.

Plusieurs de ces mollusques se rencontrent encore vivants dans les marais des rivages de la Méditerranée, et ils n'ont pu être portés dans le Sud que par ces grands cataclysmes aqueux, dont nous avons parlé à l'article Géologie, et qui, venant du Nord, ont partout laissé des traces relativement récentes de leur passage dans le Sahara.

BOTANIQUE.

Comme on peut le penser, la Flore du Sahara est très simple et la série des végétaux qu'on y rencontre n'est pas très-nombreuse. D'après M. Cosson, il y aurait environ 700 espèces, dont 250 spéciales à la région. Des espaces immenses sont couverts uniquement d'une ou deux plantes ; les montagnes sont quelquefois tout à fait nues, principalement sur leur versant sud, tandis que les pentes nord les plus élevées portent une végétation assez variée. Les Chott offrent quelques plantes marines sur leurs bords ; et les dunes abritent à leur base quelques arbustes, qui fixent les sables mouvants.

Quant aux oasis, si elles sont plus riches, c'est surtout à cause des plantes qu'on y cultive.

On ne rencontre pas d'arbres dans le Sahara, si ce n'est dans les oasis, ou au pied de certaines montagnes ; à peine si quelques arbrisseaux chétifs et rabougris se présentent dans les bas-fonds humides des Chott ou au pied des dunes. L'aspect des grandes plaines est d'une triste uniformité, le sol n'est couvert que de plantes herbacées, d'une coloration terne, grise jaunâtre, qui est celle du terrain qui les porte. Leur air soufreteux, leur port tourmenté, n'animent guère le paysage et ne récréent point les yeux qui aiment à se reposer sur une riante verdure. Leurs rameaux, brûlés par le soleil courbent la tête vers la terre, accablés par la chaleur et les vents impétueux. Les fleurs sont sans éclat et sans odeur. Les racines ordinairement ligneuses, dures, noires, extrêmement longues, chevelues et le plus souvent pivotantes, semblent aller chercher au loin, et dans les profondeurs de la terre, la fraîcheur et les sucs nécessaires à la conservation de la plante.

Les rameaux et les feuilles sont villeux, tomentés, et cette disposition semble les mettre à l'abri du contact des sables. Les végétaux qui croissent dans le Sahara sont bien certainement primitifs et tels qu'ils ont été créés pour ou par le sol et le climat. Ces vastes steppes n'ont jamais été cultivées; elles ne sont arrosées que par les rares pluies de l'hiver ; parcourues par de nombreux troupeaux, elles leur offrent au printemps une herbe fine et rare, bientôt dévorée par eux ou par le soleil.

Le Sahara constitue une zône botanique à part, dont la limite sud est encore inconnue. La limite nord est à la lisière du Tell, et la ligne de démarcation est tellement tranchée qu'il suffit d'une heure de marche pour changer l'aspect du pays.

C'est un véritable coup de théâtre, un changement à vue , la transition est si brusque qu'elle frappe les observateurs les plus vulgaires.

On quitte des forêts magnifiques, dont les principales essences sont les chênes verts et chênes ballote, le thuya articulé, le pin d'Alep, etc. Certainement on s'attend à ne plus voir d'arbres ; mais pour cette végétation qui tapisse la terre, on s'étonne de la voir disparaître aussi complétement et dans des limites si étroites ; c'est qu'on abandonne la région méditerranéenne, qui finit avec le Tell : aussi plus de palmier nain, plus de lentisques, de cactus, d'agave, plus de scille, d'asphodèle, etc., végétaux si familiers aux Algériens.

La latitude n'est pour rien dans le phénomène, c'est la différence dans la nature du sol qui fait tout le miracle. Mais l'impression est profonde, elle indique qu'on entre dans un pays étrange, inconnu, nouveau.

Je vais donner maintenant la nomenclature des plantes qu'on rencontre dans les diverses zones du Sahara, qui, très distinctes par leurs caractères géologiques, ne le sont pas moins sous le rapport botanique.

Je citerai successivement les végétaux qui croissent sur les hauts plateaux et dans les grandes plaines, ceux qui vivent dans les Chott, ceux des dunes et des amas de sable, ceux des montagnes, enfin ceux des oasis, divisés en plantes sauvages ou spontanées et en plantes cultivées.

Je donnerai quelques détails sur les espèces qui mériteront cette distinction par leurs usages ou leur singularité.

On excusera l'aridité de cette partie de mon Mémoire, elle est inhérente à mon sujet et à la forme que j'ai adoptée. Je n'aurais jamais pu être si exact ni si complet, si je n'avais pas été guidé par les travaux de M. Cosson, naturaliste si éminent, et ceux de M. le professeur Ch. Martins, qui vient de publier dans la *Revue des Deux Mondes* (1864), un voyage très intéressant dans le Sahara oriental.

Dès qu'on a franchi les sommets de l'Atlas, on ne voit plus

que quelques tiges de genévriers rabougris, ce sont les derniers vestiges de la végétation arborescente. Les plantes les
plus communes des hauts plateaux sont deux graminées : le
lygeum spartum (*seugha* des Arabes) et surtout l'*alfa* ou
stipa tenacissima ; cette dernière espèce, caractéristique de
la région saharienne, croit de préféreuce dans les endroits
arides, secs, sablonneux, tandis que le *lygeum* choisit les terrains bas, humides, argileux ; ces deux végétaux, du reste,
diffèrent botaniquement par la feuille, la fleur et la racine.
Malgré le peu de sucs nourriciers contenus dans ces plantes, les chevaux et les ruminants du Sahara savent s'en contenter. Les Arabes en fabriquent des nattes, des paniers, des
plateaux, des couffins, des cordes, des liens excellents, des
brides et des entraves pour leurs chevaux.

L'alfa, exporté de l'Algérie, est actuellement soumis, en
France, à des préparations qui permettent d'en tirer un beau
papier et de se passer des chiffons devenus chers et rares.

L'alfa couvre la plus grande partie des plaines, des collines, et des versants des montagnes du Sahara, il alterne avec
une composée corymbifère : l'*artemisia herba alba*. Cette
armoise, nommée par les Arabes *chihh*, est confondue par
nos soldats, à cause de son odeur pénétrante avec le thym,
qui est rare dans le désert : elle forme le combustible habituel de ces contrées.

La *chihh* est mangée avec avidité par les chevaux, mais
elle les échauffe ; elle ne paraît pas avoir ces inconvénients
sur les ruminants. La *chihh* porte ce feutre blanchâtre qu'on
emploie comme amadou et que les Arabes nomment *them*.

Les plantes moins communes sur les hauts plateaux sont
trois thymélées: *Passerina virescens ; P. microphylla et P.
tarton-raira ;* l'écorce de cette dernière possède des propriétés épispastiques ; les passerines sont des végétaux tristes, gris, tomenteux.

On voit encore dans cette zone des cystes à fleurs jaunes,
rouges, blanches : *helianthemum glaucum , H. salicifo-*

lum et le *peganum harmala* (*harmel*), de la famille des *rhues*; c'est une belle plante, à fleurs blanches, très abondante dans certaines plaines basses et dans le lit des oued sans eau. Les Arabes en font une panacée universelle ; quelques-unes de ses propriétés thérapeutiques seraient à expérimenter.

Les plantes plus rares sur les hauts plateaux sont les :

Adonis æstivalis;	*Vella cytisoïdes ;*
Ranunculus gramineus ;	*Linum perenne;*
Catananche cærulea ;	*Muricaria prostata;*
Alyssum scutigerum ;	*Anubia Viviani;*
Salvia phlomoides ;	*Triticum orientale,*
Brassica nudicaulis ;	*Marrubium pseudo-alyssum.*

Dans les grandes plaines qui règnent au nord et au sud des Chott, jusqu'au pied des montagnes, on se trouve encore en présence de l'alfa, du chihh et des passerines qui dominent la végétation ; dans les endroits déclives, entre les touffes des grandes graminées, poussent les :

Sysimbrium Irio ;	*Hordeum maritimum ;*
Enarthrocarpus elevatus ;	*Crucianella patula;*
Anacyches pyrethrum;	*Meniocus linifolius ;*
Teuchrium campanulatum;	*Silene tridentata ;*
Polygonum equisetifolium;	*Daucus pubescens ;*

et *l'onobrichis argentea*, très abondant, de même que *l'anabasis articulata*, espèce de salsolacée qu'on rencontre dans les endroits rocailleux, c'est le *baguel* des Arabes.

Les berges des Chott portent quelques plantes particulières, telles que les :

Noœa spinosissima ;	*Marrubium deserti ;*
Deverra chloranthea ;	*Atractylis microcephala ;*
Kælpinia linearis ;	*Echiochilon fruticosum ;*
Hippocrepis bicontorta ;	*Cyrtolepis alexandrina ;* etc.

Dans le lit des Chott et sur les sels efflorescents, on voit les:

Lepidium subulatum ;	*Silene rubella;*
Herniaria fruticosa ;	« *villosa;*
Nitraria tridentata ;	*Erodium glaucophyllum;*

Coroxylon tetragonum;

et l'*atriplex halimus* (*guelof*) très commun dans les bas fonds salés ; c'est une plante rameuse, dont les feuilles charnues paraissent fournir un excellent aliment aux animaux du désert. Le guelof est sujet à la piqûre d'un insecte (*cinips ?*) qui produit une excroissance dure, ovoïde, enveloppant le rameau et portant un ou plusieurs orifices.

Les Sahariens donnent le guelof à leurs chevaux et disent : « l'alfa fait marcher, le chihh fait combattre, et le guelof vaut mieux que l'orge (lettre de l'Emir Abd-el-Kader). »

Au pied des montagnes qui s'avancent vers les Chott, on trouve quelques pieds isolés de *pistachier atlantique* : ce magnifique thérébinthe est le plus bel arbre du Sud, il acquiert des proportions extraordinaires, et s'accomode parfaitement du sol et du climat ; il serait facile de l'y multiplier et de faire connaître à l'industrie les excellentes qualités de son bois qui peut être comparé à celui du cèdre. Les Arabes le nomment *betoum*, il fournit un suc jaune, résineux, d'une odeur ou d'une saveur aromatiques, ayant beaucoup de rapports avec le mastic oriental. Les indigènes le mâchent comme le *betel* pour se blanchir les dents et se parfumer la bouche ; ils mangent aussi le fruit du pistachier, qui est petit, aigrelet et peu succulent.

Sur le flanc des montagnes et dans le lit des torrents, croissent des buissons de jujubier sauvage, *ziziphus lotus*, sedra. Les fruits de ces arbrisseaux analogues aux précédents sont utilisés dans les années de disette. Il y avait autrefois, dans l'antique Lybie, une peuplade (*Lotophages*) qui se nourrissait exclusivement de ces fruits ; ce devait être une mauvaise chère, ou les *lotus* ont bien dégénéré.

Au pied de certaines montagnes rocheuses, vers l'ouest de la région, il existe une véritable forêt composée de pistachiers et de deux genévriers : *J. Phœniceus et J. Oxicedrus* (*tagga*). L'aspect insolite de ces grands arbres charme et étonne dans un pays aride et désolé.

En gravissant les premières pentes des montagnes, on rencontre quelques buissons de genévriers rabougris, de romarins et d'éphedra.

Les plantes les plus communes sont : toujours l'alfa, l'*ononis angustissima*, et l'*erucastrum leucantheum* ; on y voit aussi les *convolvulus sapiens, buplevrum spinosum, linum suffruticosum, arabis auriculata* et un *pyrethrum* ?

Aux fentes des rochers s'accrochent les *galium ephedroides, pyrethrum guyanum* et une centaurée inédite.

Les dunes portent une végétation qui caractérise la région désertique ou des sables. Ces plantes se rencontrent aussi dans le lit sablonneux des oued qui se jettent dans le grand désert.

On y voit surtout une belle graminée de deux mètres de haut, à longues feuilles linéaires, c'est l'*arthraterum pungens* (*drin*) dont les graines (*oul*) recueillies avec soin par les Sahariens suppléent, en partie, le manque de céréales.

Les arbrisseaux des sables sont les *ziziphus lotus* et *rhamnus lycioïdes* ; deux genets : *retama duriæi, var. phæocalyx* (*retem*) et *ginesta Saharæ* (*markh*) dont les rameaux résistants sont employés à divers usages et surtout à faire du feu ; un autre genet l'*alenda, ephedra alata*, forme un buisson de trois mètres de haut avec un gros tronc enfoncé dans le sable ; l'*ezel, calligonum comosum*, arbrisseau de la famille des polygonées, voisin du blé sarrazin et des renouées, porte un tronc noueux de un mètre de haut, des rameaux verts, cylindriques et sans feuilles, qui se détachent et tombent pendant l'hiver : ses racines rampent au loin sur le sol ; enfin le *zeita, limoniastrium guyonianum*, plombaginée qui doit son nom à Monsieur l'inspecteur Guyon, qui fut longtemps médecin en chef de l'armée d'Afrique ; ce bel arbrisseau fait l'ornement du désert par ses feuilles charnues couvertes d'efflorescences salines et ses élégantes panicules de fleurs roses.

Voici la liste des autres plantes des régions sablonneuses :

Succocalyx satureioides;   *Hippocripes bi-contorta ;*

Festuca memphitica ;　　*Cyperus conglomeratus ;*
Ammochloa sub-acaulis ;　　*Silene niceœnsis ;*
Nolletia chrysocomoïdes　　*Kœlaria villosa ;*
Rumex tingitanus ;　　*Clandantus Geslini (1);*
Malconia œgyptiaca ;　　*Festuca pectinella ,*
Phyrethrum macrocephalum;　*Scrofolaria deserti ;*
Plantago albicans ;　　*Euphorbia calyptrata ;*
Helianthum hirtum ;　　*«　guyoniana ;*
　　　» *sessiliflorum* (reguig)*;* *Cleone arabica ;*
Erysum grandiflorum ;　　*Ononis serrata ;*
Danthonia forskalii ;　　*Herniaria fruticosa ;*
Centaurca polyacantha ;　　*Onopordon ambiguum ;*
Paronychia cossoniana ;　　*Mathiola livida :*
Traganum nudatum (2) *;*　　*Rhanterium adpressum ;*
Andropngon laniger (3) *;*　　*Bromus tectorum ;*
Hussonia œgiceras (4) *;*　　*Policarpea fragilis ;*
Anthillis numidica ;　　*Lotus pusillus ;*

Geronium guttatum et pulverulentum ;

Choris monspellicnsis, jolie plante de la famille des *Ly-simachies ;*

Astragalus gombo, portant une rosace élégante de fleurs violettes papillonnées ;

Melanthium punctatum, plante sans tige, voisine des colchiques, dont les fleurs d'un blanc rosé sont appliquées en bouquet sur le sable et entourées d'une couronne de feuilles;

Enfin, l'*anastatica hierocuntica,* ou rose de Jéricho, petite crucifère, à tige basse et ramifiée, dont les rameaux rapprochés simulent une rose et qui roule sur le sable desséché et arrachée par le vent.

Lorsqu'on a pénétré dans les vallées et les plaines étroites qui séparent les montagnes des Ksour, on trouve toujours du *chihh* et de l'*alfa,* auxquels se joignent d'autres plantes intéressantes : ainsi la *reboudia erucarioides,* genre nouveau

---

(1) *Garn Kel bech.* (2) Plante nouvelle. — (3) *Damran.*— (4) *Bou-rokba.*

de la famille des crucifères et qui doit son nom à un médecin militaire, (1) qui a étudié la flore du Sahara, entre Djelfa et Laghouat, région également explorée par un autre botaniste distingué, M. le pharmacien-major Debeaux ; ainsi le *rhanterium adpressum*, très abondant, de même que l'*anvillea radiata* qui porte des touffes blanches à fleurs jaunes ; puis les :

Anthraterun obtusum (2) ;   *ceratocephalus falcatus;*
    «   *floccosum* (3) ;   *Malva ægyptiaca ;*
    ‹   *plumosum ;*   *Arnebia viviani ;*
Caroxylon articulatum ;   *Echinops spinosus ;*
Stipa parviflora ;   *Fiestuca divaricata ;*
Echinospermum valslianum;   *Reseda reemophila ;*
Diplotaxis virgata,   —   *arabica ;*
Calendula platycarpa ;   *Crambe ? nouveau ;*
Actinoleptis louoides ;   *Fagonia glutinosa ;*
Alyssum macrocalyx ;   *Echium humile ;*
Kalpinia linearis ;   *Nonnea phaneranthera ;*
Carduus confertus ;   *Atractylis prolifera ;*
Salvia lunigera ;   *Lyssesa capillifolia ;*
      Cardocellus eriocephalus?

Sur les terrains pierreux des vallées : *Anvillea radiata, Bubania Feéci* (4), dédiée au célèbre professeur de Strasbourg ; *Morrellia canescens, crucifère d'Arabie ; Pulicaria desertorum,* découverte par M. Marès, à Tyout, au pied des rochers gravés.

Sur les berges des ravins : *Paronychia nivea ; centaurga* sp. nov. voisine de *C. Scabiosa; atractylis flava ; argyrolobium uniflorum ; senecio coronopifolius.*

Au pied des montagnes, ou épars dans les vallées, quelques pieds de pistachier atlantique et d'olivier sauvage (*zeitoun.*)

Dans des localités isolées : l'*asphodelus pendinus; jacperata cylindrica ; Fœniculum officinale (besbass),* dont les Arabes mâchent les sommités pour tromper la soif.

---

(1) M. le docteur Reboud. — (2) *Nessi.* — (3) *Sefar.* — (4) *Meleft el Khedem* (levoile de la négresse.)

Sur les collines pierreuses et sablonneuses :

Nœa aretioides, salsolacée nouvelle, *subacaule* à feuilles courtes, imbriquées, presque cornées, ressemblant à un tas de graviers conglomérés, agglutinés, c'est un vrai lithophyte végétal :

Catananche arenaria,
Calendula platycarpa,
Pennisetum orientale,
Zilla macroptera, plante de l'Orient,
Scalimus orientale,
Pyrethrum fuscatum.

Près des sources qui laissent déposer des sels sur les bords :

Spergularia media,
Zuncus maritimus,
Cyperus junciformis,
Lepidium subulatum,
Atriplex dimorphostegia,
Plante de Syrie.
Atropis distans,
Frankenia thymifolia,
— *pulverulenta,*
Atriplex halimus,

Phœlipca lutea,
— *violacea,*
Orobanche cernua,
Cynomorium conineum,

Ces quatre dernières ont un port singulier, leur racine tuberculeuse est comestible.

Sur les collines de sel gemme :

Echiochilon fruticosum et salsolacées diverses ;
Statice pruninosa, Bonduellii et Thouini ;
Suœda vermiculata, en arabe *Cherira.*

Au bord des sources qui alimentent les oasis :

La garance, *rubia tinctorum,* qui n'est pas cultivée ; magnifiques tamarix et beaux lauriers roses *(djelfa)* ; plantes européennes, telles que : capillaires, cresson, oseille, *helosciadium nodiflorum, zannechellia macrosterm, ranunculus sceleratus, samalus valerandi.*

Plantes des marécages formées dans les chots et les vallées, par les eaux qui n'ont pas d'issue :

Phragmites communis, qui sert à faire d'excellents abris contre l'ardeur du soleil *(gourbis)* ; *festuca arundinacea (dyss)*, qui fournit un bon fourrage et dont l'ergot a été étudié par M. Lallemant (1);

Juncus maritimus et *juncus glaucus, scirpus holoschœmus, phalaris aquatica, poa trivialis,* trèfle, mauve, plantain, etc.

Sur l'eau de la plupart des puits flotte le *lemma gibbosa.* Au bord des canaux d'irrigation : *alopecurus pratensis* menthe, potentille, etc.

Dans les champs et les jardins en friche des ksours : *silene rubella, anchusa italica, gallium tricorne, centaurea militensis,* etc.

La truffe blanche *(tarfès)* existe autour des villages fortifiés.

Les plateaux et les montagnes élevés des environs de Géryville *(Djebel-Ksel)* ont été explorés par M. Cosson, qui y a fait une moisson abondante de plantes variées ; je me bornerai à citer les plus communes : *retema spherocarpa,* buisson à fleurs jaunes, *achillea santolina, carduncellus atlanticus, convolvulus lineatus, kobsfussia salzmanni,* plusieurs graminées et varianelles, le *rumex tingitanus,* que la garnison de Géryville a souvent mangé en salade, *asphodelus fistœlosus, wanghenheimia lima, lumium amplexicaule, ornithogalum narbonense,* etc., etc.

Puis une forêt de chênes verts et ballotes, qui forme là une région atlantique enclavée dans le Sahara, phénomène qui s'explique par l'altitude et l'exposition de la montagne ; les abords de la forêt sont remplis de buissons de romarin, de genets, de cystes et *d'ephedra grœca ;* on y voit aussi quelques peupliers blancs qu'on retrouve à Stitten et à Sefissifa. Enfin le sommet du *Ksel* porte une grande partie de l'année des pâturages abondants et d'excellente qualité.

A Géryville même, autour du fort, on s'est livré à des essais de culture qui ont assez réussi. Si l'on considère les

---

(1) *Gazette médicale de l'Algérie,* janvier 1863.

difficultés qu'offre, pour l'acclimatation de certains végétaux, ce poste élevé, exposé à des froids rigoureux et à des vents impétueux, on applaudira aux efforts tentés.

Il fallait d'abord se créer des ressources alimentaires, on y a réussi pour les légumes en général. Les arbres fruitiers et d'agrément ne prospèrent pas. Les essences n'ont pas été bien choisies pour la naturalisation dans les circonstances où l'on se trouvait.

On a semé du blé, de l'orge, et l'on a planté de la vigne. Mais la position exceptionnelle de Géryville ne désigne pas ce poste pour l'établissement d'un jardin d'acclimatation.

C'est dans les vallées du Ksour, près des oasis, à Tyout par exemple, qu'on pourrait entreprendre des essais fruc - tueux, et tenter d'acclimater des plantes des tropiques comme on l'a fait à Biskra, dans la province de Constantine, où plusieurs d'entre elles peuvent être considérées comme étant acquises au Sahara algérien. Il suffira de citer le coton, la canne à sucre, le quinquina, pour faire entrevoir de quelle importance serait l'exploitation du désert, fertilisé par les eaux jaillantes.

Dans les oasis on trouve une foule de plantes qui prospèrent à l'abri des montagnes et à la faveur des irrigations.

Dans les jardins, la rose de France, *ouard*, qui n'a pas l'air de souffrir de son exil lointain et dont le parfum nous rappelait la patrie absente.

Les légumes cultivés par les Ksouriens sont peu nombreux : navets, tomates, choux, oignons, carottes, fèves de marais, concombres, citrouilles, melons, pastèques, etc. Les céréales sont : l'orge hexastique, deux variétés de blé mutique et barbu, le sorgho vulgaire, le maïs.

On a écrit souvent que les arbres fruitiers ne croissaient dans le désert qu'à l'ombre protectrice des palmiers ; cette assertion est inexacte : nous avons vu des oasis sans dattiers, et les arbres d'Europe y étaient aussi beaux et plus nombreux qu'ailleurs. Ce qui les protége, ce sont les irrigations continues: les pieds dans l'eau, ils bravent les ardeurs du soleil et leur verdeur est inaltérable.

Il y a plusieurs espèces de ces arbres dans les oasis, mais ils ne donnent pas de très beaux fruits : figuier, amandier, abricotier qui réussit très bien ; pêcher rare, poirier, pommier, prunier, coignassier, grenadier, caroubier, vigne fort belle et qu'on ne taille jamais.

Le palmier, *phœnix dactylifera*, *n'khlah* des Arabes, est le roi des végétaux du Sahara. Dans les oasis de l'Ouest, les dattes n'arrivent pas à une maturité parfaite. Cependant à Brezina, à Tyout, à El-Abiod-Sidi-Cheikh, aux deux Moghar, les dattes, *tmeur*, sont assez bonnes ; ce qui tient à l'exposition favorable et aux abris complets du côté du Nord.

Il faut pour que la datte mûrisse, une somme de chaleur de 6000 degrés, d'avril en novembre.

On multiplie par semis et surtout par drageons ; il faut 20 à 25 ans pour que l'arbre soit en plein rapport, il donne alors, par an, 8 à 10 régimes, pesant chacun 6 à 10 kilos de dattes.

Les mâles sont peu soignés, rabougris, tortueux, barbus et mal peignés, tandis que les femelles ont un tronc élancé et portent coquettement dans les airs leur tête empanachée. Le palmier vit de 2 à 300 ans, il atteint une hauteur de 20 à 30 mètres.

Le sommet de la tige est composé d'un cône fibreux d'un blanc nacré, d'une odeur et d'une saveur de noix fraîche, il contient les rudiments des feuilles nouvelles et des spadices floraux.

Ces spadices, au nombre de 10 à 20, sont enfermés dans un spathe fibreux qui se fend et laisse échapper les filaments qui portent les fleurs.

Comme les mâles sont moins nombreux que les femelles, moins élevés surtout, on pratique généralement la fécondation artificielle.

Les dattes se cueillent en novembre, celles qui ne sont pas mûres sont données aux bestiaux, ainsi que les noyaux préalablement ramollis dans l'eau.

Les dattes ont été analysées par le professeur Kletzinsky, de Vienne (*Union médicale*, 5 octobre 1858). Ces fruits renferment 85 °/₀ de chair, 10 °/₀ de noyau et 5 °/₀ d'enveloppe. Privés de leur noyau, ils ont fourni pour cent parties :

Eau.............................	30
Sucre	36
Extrait aqueux...............	22.9
Pectine et pectates...........	8.5
Cellulose.....................	1.5
Acide citrique................	0.1
Cendres.......................	0.8
Matière azotée...............	0.2

La petite quantité de matière azotée n'a pas permis d'en déterminer la nature.

C'est cette petite quantité de matière azotée, contenue dans les dattes, qui ne permet pas d'en faire un aliment exclusif. En y joignant la noix d'Arce, qui contient beaucoup de graisse et d'azote, on pourrait former avec la datte un aliment agréable et réparateur.

On fabrique avec les dattes sèches une farine qui se conserve, avec les dattes fraîches une espèce de confiture ; on peut en faire aussi un alcool excellent. On les conserve en pains, en pots, en régimes, égrenées, etc.

Le jus de dattes sert, en médecine, pour les flux de ventre, les douleurs d'entrailles, et pour panser les plaies.

On mange les spathes mâles avant leur maturité; ils ont la saveur des cerneaux, et possèdent une vertu aphrodisiaque, dit-on.

L'axe des spadices macéré donne des fils résistants.

Les corus et les jeunes palmes sont enveloppés d'un tissu fibreux, lâche, brun, employé en guise de toile ou de papier.

Les palmes (*Djerid*) sèches servent à faire des toits, des palissades, des lattes, des tuteurs, des clôtures, etc. : on en fabrique de jolies cannes, et les palmes fraîches commencent à s'exporter en France pour orner la solennité du jour des Rameaux.

Les follioles tressées servent à confectionner des nattes, des paniers, des chapeaux, etc.

Les troncs des vieux palmiers servent dans les constructions, ils constituent les planchers, les portes, les charpentes, les poutres de petite portée, car elles fléchissent facilement ; aussi les maisons sont très étroites. On en fait aussi des meubles, des ponts et des aqueducs formés par les tiges fendues en deux et évidées.

On retire du palmier une liqueur fermentée, connue sous le nom de *lagmi*.

Enfin, il n'y a pas de végétal si utile dans la création, et le dattier est l'arbre providentiel du Sahara.

Il m'aurait été facile d'augmenter la liste des plantes que je viens de citer, en donnant toutes celles que M. Cosson a signalées dans ses harborisations du Sahara d'Oran ; mais je laisse à ce savant l'honneur et le plaisir de faire connaître ses découvertes. Il me suffit d'avoir donné une idée de la flore de cette région, en indiquant les plantes qui la caractérisent et celles qui offrent quelque intérêt ou quelque utilité.

MÉTÉOROLOGIE.

Ce qu'il y a de plus extraordinaire dans le Sahara d'Oran, c'est le climat. Les phénomènes météorologiques qu'on y observe, ne s'expliquent que par la configuration du pays, son élévation, sa latitude, ses rapports avec les régions voisines.

Je vais résumer les observations que j'ai prises pendant mon voyage et les corroborer de celles qui ont été relevées, à diverses époques, par d'autres explorateurs. Mon journal météorologique comprend les mois de mars, avril, mai et juin ; mon séjour dans le Sahara ayant duré du 8 mars au 5 juillet.

Mois de mars.

Température :

Maximum.......... + 25°	Maximum au soleil à midi + 35°.
Minimum.......... — 4°	Maximum d'oscillation dans
Moyenne.......... + 10°	les 24 h.+ 10° les 17 et 18.

État du ciel :

Jours très-beaux..... 12	Temps orageux............ 1
» beaux......... 4	» brumeux.......... 2
» assez beaux.... 3	» de sirocco........ 3
» nuageux....... 4	» électrique......... 2
» couverts....... 2	
» de pluie........ 3	
» de neige....... 3	

Vents :

Forts.......... 8 jours.	Nord . 5 S-O.. 6
Très-forts .... 5 »	N-O.. 7 S-S-O 2
violents....... 2 »	N-E.. 4 S-E.. 3
	O.... 2 S-S-E 2

Direction

Le thermomètre est descendu à — 4°, ce qui est bien rare dans le Tell. La neige est tombée trois jours de suite, interrompue quelquefois par une pluie fine et glacée. Le premier jour, le 12 mars, en deux heures, il y en avait *un pied* sur le sol, plus tard elle était moins stable, la pluie la fondait à mesure et cette masse d'eau était promptement absorbée par un sol poreux et desséché.

Les jours qui précédèrent ce mauvais temps, le ciel était couvert, un voile épais et lourd enveloppait le ciel et bornait l'horizon ; l'atmosphère était *pesante*, le baromètre très-bas; le vent, venant du sud, était chaud et impétueux ; les nuages semblaient plafonnés à quelques mètres au-dessus de nos têtes; le ciel et la terre se confondaient dans une teinte grise, uniforme ; nous semblions être enfermés dans une immense sphère de plomb. On pouvait à peine respirer ; avec un temps d'hiver, on éprouvait les sensations de l'été ; dans une autre saison et un autre climat on aurait pronostiqué un orage et rien ne pouvait faire présager une tempête de neige.

Le reste du mois de mars a été assez beau. A partir du 25, après avoir passé les Chott, nous avons été assaillis par un vent terrible, incessant, insupportable, soufflant tantôt du S.-E., tantôt du N.-O. et le plus souvent du S.-O. Dès que le soleil paraît et échauffe le sol sablonneux, le vent se lève et dure jusqu'au soir ; les nuits sont calmes, belles, un peu froides. Malgré le vent le ciel reste pur, seulement il est obscurci par les nuages de poussière impalpable et les tour-billons de sable soulevés autour de nous. Nos tentes sont ébranlées par le souffle impétueux de l'air et leurs parois ta-misent une pourrière fine qui pénètre partout ; les vêtements, les aliments en sont imprégnés ; les yeux deviennent rouges, douloureux, larmoyants ; les lèvres se gercent, la bouche et la gorge se dessèchent ; le sable produit une sensation désa-gréable dans les dents ; la tête est lourde, la soif ardente ; les narines deviennent pulvérulentes ; la peau se ride, l'épi-derme se soulève en écailles ; les mains sont rugueuses, sor-dides. L'esprit et le corps sont soumis à une torture pénible qui, sans altérer directement la santé, affecte le moral par son irritante continuité.

Mois d'avril.

Température :

Maximum............	+ 33°	Soleil à midi. Maximum	+ 5°
Minimum...........	+ 2°		
Moyenne	+ 16°	Moyenne d'oscillation dans les 24 h. : + 25° le 4.	

Etat du ciel :

Jours très-beaux........	7	Temps d'orage	1
» beaux.............	7	» électrique.......	3
» assez beaux.......	2	» de sirocco.......	4
» nuageux...........	5		
» couverts ....,.....	2		
» de pluie...........	7		

Vents :

Forts.............	3 jours.		N-O . 11	S..?. 1	
Très-forts	3 »		N-N-O 1	S-O.. 7	
Violents..........	1 »	Direction	N-E.. 1	S-E . 2	
			O.... 4	S-S-E 1	
			E.... 1		

La température s'est élevée sensiblement en avril, cependant les nuits sont encore très-fraîches, le maximum de 33° n'a été atteint qu'un seul jour et par un temps de sirocco. La moyenne du mois, tirée des moyennes quotidiennes, a été de 16°; elle représente sensiblement la moyenne annuelle de la région. Nous avons toujours fait quatre observations par jour avec un excellent thermomètre à mercure. Nous avons eu quelques jours de pluie, et moins de vents violents que le mois précédent, il est vrai que nous avions quitté le voisinage des grands lacs salés. Le sirocco a soufflé à différents intervalles et n'a duré qu'un jour chaque fois.

Le sirocco n'affecte pas une direction constante, il vient toujours du sud évidemment ; mais les courants atmosphériqnes provenant du sud plein, du S.-E. ou du S.-O. peuvent porter dans leurs flancs ce souffle embrasé, ou n'en être point compliqués.

Le sirocco est nommé *quobli* en Algérie, *Simoun* en Egypte, sirocco en Italie, *Solano* en Espagne, *autan* en Provence, etc.

La direction du sirocco doit changer avec la position qu'occupe l'observateur par rapport avec le foyer central qui le produit, c'est-à-dire le Grand Désert. Au-delà de l'équateur, le sirocco, sans doute, vient du Nord, tandis qu'au Sénégal il doit venir de l'Est.

Puis, il existe un sirocco général, et il peut se former des sirocco locaux, c'est-à-dire des courants d'air très-chaud provenant de localités voisines et dont l'influence est passagère et restreinte.

Le sirocco est bien plus pénible dans le Sahara que dans

le Tell. C'est qu'on est plus près de sa source. Il entraîne
avec lui des nuages de sable qui rendent la marche difficile,
causent des ophthalmies douloureuses, se mêlent à l'air res-
piré et aux aliments et rendent l'existence insupportable.
Quant à causer des désastres, à ensevelir des caravanes, des
armées, je pense qu'il y a là exagération évidente.

Le sirocco est produit par les masses d'air échauffées au
contact des grandes plaines sablonneuses du Désert. Au
moindre appel cet air se précipite vers les contrées plus
froides.

La couleur rouge constante que prend l'atmosphère dans
les profondeurs de l'horizon et qui précède et annonce même
l'invasion du sirocco est due aux mollécules solides, argilo-
siliceuses, que le vent emporte dans sa course. L'atmosphère
du sirocco est composée d'une poussière impalpable de terre
rouge et de petits grains siliceux de sable jaune. Ces cor-
puscules ne sont pas sensibles dans les régions éloignées du
Sahara; le vent, sans doute, les a laissés en chemin.

Le sirocco n'est pas un vent, c'est un phénomène météorologique particulier, un état de l'air possédant une haute température, une grande vitesse, chargé d'électricité et de mollécules solides venant du centre de l'Afrique.

Voici quels sont les effets du sirocco sur l'organisme : la
peau est chaude, sèche, la tête comprimée vers les tempes,
les éblouissements sont fréquents, la marche vacillante; l'appétit est nul, la soif insatiable, les forces prostrées; puis
surviennent des lassitudes dans les membres, des douleurs
dans les articulations, un affaiblissement de tous les sens;
le symptôme le plus affreux c'est l'abandon insurmontable
de toute espèce d'énergie. Si l'on boit de l'eau saumâtre, la
soif redouble et les évacuations provoquées affaiblissent encore l'organisme.

Le vent souffle des bouffées chaudes et soulève des flots
de sable, qui fouettent le visage et y produisent la sensation
d'étincelles de feu échappées d'un brasier ardent. L'horizon

rougeâtre est rétréci par les ondulations ascendantes de l'air rarifié au contact du sol, produit des effets de mirage décevant. Le ciel voilé verse, comme du plomb fondu, les rayons d'un soleil blafard; on se sent comme enfermé dans une sphère embrasée qui se resserre et vous étouffe.

On a vu des hommes, dans des circonstances semblables, exaspérés par cet état météorologique, soit démence passagère, soit congestion cérébrale, soit faiblesse morale, préférer la mort que de supporter plus longtemps cet affreux supplice.

J'ai été témoin de faits semblables dans diverses expéditions conduites dans le Tell. Dans le Sahara nous n'eûmes aucun accident semblable à déplorer.

C'est le sirocco qui explique la dispersion et la destruction de certaines caravanes atteintes par le cruel fléau dans des régions sablonneuses, découvertes, sans eau, lorsque bêtes et gens sont égarées par la tempête, accablées par la soif, épuisées par la souffrance.

Cela a pu arriver quelquefois; mais la prudence exige de suspendre le service tant que dure la tourmente. Le sirocco se tait souvent pendant la nuit, on profite de ce répit pour gagner une station pourvue d'eau et l'on y attend, avec patience, le retour du beau temps.

Mois de mai.

Température :
Maximum.......... + 38°
Minimum .... + 4°
Moyenne .... + 20°2

Soleil à midi le 13 mai, 47°
Différence maximum du jour à la nuit, 30° le 24; l'oscillation ordinaire étant de 15 à 25°.

Etat du ciel :
Jours très-beaux........ 17
» beaux............. 2
» nuageux........... 4
» de pluie.. 8

Temps orageux avec pluie 8
» d'électricité sensible 10
» de sirocco. 1

Vents :		Direction				
Forts	8 jours.		Nord . 1	Sud .. 1		
Très-forts	3 »		N-O.. 8	S-O .. 7		
Violents	7 »		N·E.. 7	S-E.. 1		
Tempête	3 ⸲		O.... 1	S-S-O 1		
			E..... 2			

Le mois de mai a été très-beau : la température assez égale et très-supportable, ne s'est élevée qu'une fois à 38° par le sirocco ; le maximum ordinaire étant de 30° ; le minimum de 4 ou 5° étant très-commun au lever du soleil ; l'amplitude de l'oscillation thermométrique dans les 24 heures étant en moyenne de 20° et ayant pu aller jusqu'à 30°.

La moyenne de la température du mois est de 20°2.

Les huit jours de pluie sont le produit de huit orages, qui se sont abattus successivement sur les plateaux, à la fin du mois.

Les vents ont soufflé avec une violence extrême et une persistance désolante ; il est vrai que nous étions revenus dans leur patrie, c'est-à-dire dans les plaines nues qui bordent les Chott ; nous y séjournâmes longtemps, ne faisant que quelques pointes dans les environs.

Il a fait aussi beaucoup d'électricité dans ce mois, la queue de nos chevaux nous servait d'électroscope, les crins divergeant plus ou moins de la verticale, suivant le degré de tension électrique contenue dans l'air. Les Arabes connaissent ce phénomène, ils ne l'expliquent pas et en font un signe de combat prochain.

Tous les soirs des éclairs illuminaient l'horizon, et des orages épouvantables ont éclaté sur nos têtes, répandant des torrents de pluie mêlée de grêle ; dix minutes après, il n'y paraissait plus, le sol avait tout absorbé, sans bénéfice de fraîcheur pour nous ni pour la végétation altérée.

Il n'y a jamais de brouillards dans ce pays, si ce n'est sur les Chott, mais en hiver seulement et très-rarement.

Mois de juin.

Température :	Soleil, à midi, 60°.
Maximum .... + 45°	Différence maximum, dans les
Minimum .... + 6°	24 heures, 27° le 28.
Moyenne.......... + 24°2	Différence moyenne de 15 à
	25°.

Etat du ciel :

Jours très-beaux........ 16	Temps d'orage.......... 7
» beaux............. 2	» d'électricité sensible 9
» assez beaux........ 1	Sirocco 2
» couvert........... 1	
» nuageux........... 3	
» de pluie........... 7	

Vents :

Forts .... 8 jours.		N-O . 12 S... 1
Très-forts .... 3 »	Direction	N-E. 2 S-O. 3
Violent............ 1 »		E... 1 S-E. 10
Tempête .... 2 »		S-S-E 1

Le mois de juin a été très-chaud. Au commencement du
mois nous avons eu, pendant sept jours consécutifs, un orage
l'après-midi. Ensuite est survenu un abaissement de température singulier, mais de courte durée. Les dix derniers jours
du mois le thermomètre, à 3 heures du soir, marquait régulièrement 40 et 42°, à l'ombre, sous les gourbis bien aérés ;
il est arrivé une fois à 45° par un temps de sirocco, le vent
soufflant en tempête du S.-E. Cette haute température était
adoucie par des brises régulières du S.-O. et du S.-E. qui
se levaient régulièrement tous les matins. Mais par le sirocco,
avec un vent impétueux chargé d'électricité et de sable, avec
une chaleur étouffante, un soleil toujours ardent, un sol aride
et éblouissant, l'existence est alors un supplice, il est impossible de faire un mouvement même pour les choses les plus
urgentes de la vie.... Cependant, j'ai vu faire, dans ces conditions, des marches forcées de 20 lieues en 24 heures, l'in-

fanterie sans sac, pour soutenir la cavalerie française et indigène qui franchissait 56 lieues sans débrider.

Notre séjour de quatre mois dans le Sahara fut supporté héroïquement par nos soldats, malgré les privations de toute sorte qu'il fallut endurer. Pour nous, mieux partagés qu'eux sous le rapport des victuailles, nous restâmes un mois et demi sans pain ni vin, condamnés au biscuit coriace et à l'eau saumâtre. Malgré cela je crois que nous aurions pu encore prolonger notre séjour sans éprouver des pertes ou des accidents fâcheux.

Voici les notes météorologiques recueillies à dp verses époques dans ce pays par d'autres observateurs. Félix Jacquot, de regrettable mémoire, explorait le Sahara d'Oran en 1847, avec une colonne expéditionnaire conduite par le général Cavaignac. Malheureusement, ses observations sont très incomplètes ; elles se résument ainsi :

Mois d'avril. — 18 jours.

Température :		État du ciel :
Moyenne	+ 10°5	7 jours de beau temps.
Maximum............	+ 25°	4 » de pluie, dont 2 d'orage.
Minimum	+ 4°	2 » de neige, les 19 et 20.
		5 » couverts.
		6 » de grand vent.

Mois de mai. — 19 jours.

Température :		État du ciel :
Moyenne............	+ 20°	16 jours de beau temps.
Maximum............	+ 35°	1 » de pluie.
Minimum	+ 5°	2 » orageux.
		3 de grand vent.

En 1854-55 le Dr L. Leclerc, dans son voyage à Géryville et chez les Ouled-Sidi-Chikh, donne les moyennes de température suivantes :

Décembre 4°8 ; janvier 6°7 ; février 10°7 ; mars 10°5, avril

15°3; température la plus basse, le 29 décembre 2°, la plus haute 23° le 20 avril; température moyenne, d'après celle des puits, 17 à 18°; neige 13 jours dans l'hiver, dont la dernière fois le 1er avril; quatre orages le 20 janvier, les 18 et 19 février et le 31 mars.

L'hiver de 1856-57 a été affreux dans le Sahara d'Oran, et les Nomades ont vu périr presque tous leurs moutons et leurs chameaux.

A Géryville, au mois de janvier 1857, le thermomètre n'a pas dépassé + 10° et il est descendu à — 12°. Il a gelé 18 jours et la neige n'a pas quitté le sol. Ce froid intense ne paraît pas exceptionnel dans la contrée, il faut l'attribuer à l'altitude, au rayonnement nocturne excessif par les nuits calmes et pures sur des espaces découverts et aux vents N. et N.-O. constants dans la saison.

M. Paul Marès qui faisait, à cette époque, son intéressante excursion dans le Grand Désert, au sud des Ksour, a vu de la glace vers 30° de latitude, par une altitude de 4 à 500 mètres et un thermomètre exposé au rayonnement nocturne, au niveau du sol, est descendu à — 8°8.

Voici d'autres observations tirées du voyage de M. Marès :

1856. Sahara d'Oran — *Mois d'octobre.*

Température :		Humidité absolue de l'air :	
Maximum	24°7	Maximum	6.8
Minimum	1°8	Minimum	3.2
Moyenne	12°	Moyenne	4.7

Mois de novembre 1856. — Plaines et oasis.

Température :		Humidité absolue :	
Maximum	20°5	Maximum	8.1
Minimum	2°5	Minimum	4.4
Moyenne	9°	Moyenne	6.25

Janvier 1857. — Dans le Désert.

Température :		Humidité de l'air:	
Maximum.	21°	Maximum.	6.35
Minimum	5°8	Minimum	2.30
Moyenne.	7°	Moyenne	4.30

A Géryville, d'après MM. Marès, Gauvit et Lafferronays :

Novembre 1856.

Thermomètre :		Baromètre réduit à 0 :	
Maximum.	16°15	Maximum.	658.63
Minimum . . . . —	6°5	Minimum	648.30
Moyenne. . . . . +	5°	Moyenne	653.16

Décembre 1856.

Thermomètre :		Baromètre :	
Maximum.	17°	Maximum.	664.99
Minimum . . . . —	6°	Minimum	642.97
Moyenne.	5°50	Moyenne	653.98

Janvier 1857.

Thermomètre :		Baromètre :	
Maximum.	10°	Maximum.	656.55
Minimum . . . . —	12°	Minimum.	641.27
Moyenne	2°5	Moyenne	648.99

Février 1857. — Sept jours seulement.

Thermomètre :		Baromètre :	
Maximum.	4°75	Maximum.	652.47
Minimum . . . . —	3°	Minimum.	639.54
Moyenne	2°3	Moyenne	645.91

Laghouat, par sa position, peut nous fournir des données
utiles. Cette oasis est située au S.-E de la région qui nous
occupe, elle est devenue un poste français depuis le siége et
l'assaut brillant de 1852 ; la latitude est de 33° 48', son alti-

tude de 750 mètres, son exposition au sud en font une station éminemment désertique. Le résumé des observations qui y ont été recueillies donne une température moyenne annuelle de 18°6; maximum 47°5; minimum 4°.

Les vents N.-O., N. et O. en hiver, S.-O., S. et S.-E. en été, se partagent l'année. Il y a 22 ou 23 jours de beau temps par mois, 2 ou 3 jours de pluie en moyenne; quelques orages; neige et gélée rares et de peu de durée. L'hiver y est moins rigoureux que dans le Sahara oranais.

A Biskara, dont l'altitude n'est que de 90 mètres, avec une latitude à peu près égale à celle de Géryville, la température moyenne est de 21°5; le maximum moyen de 48°, absolu de 52°; minimum extrême de 0°; moyen de $+$ 3°. Les vents dominants, en hiver, sont le N. et le N.-O. en été; l'E. et le S.-E.; pluies rares, peu abondantes, en février et mars; glace et neige, presque tous les ans, un ou deux jours seulement; orages assez fréquents, en automne, mais peu violents. Le Dr E.-L. Bertherand a déduit de ses observations que le maximum de la température diurne y serait à 1 heure 1/2; et pendant l'expédition de Tnggurt, en 1853, il constatait des nuits extrêmement fraîches (jusqu'à — 3°), alors que dans le jour le thermomètre montait jusqu'à 52°, *à l'ombre.*

Le climat du Sahara d'Oran et de Géryville, en particulier, peut être rapproché de celui de Batna, au sud de Constantine, malgré la différence de latitude, l'altitude étant à peu près la même.

Ce climat sert d'intermédiaire entre les climats chauds et les climats tempérés, il participe de la région méditerranéenne et de la région désertique, entre lesquelles il est placé.

Voici les températures moyennes de chacun des mois dans le Sahara d'Oran :

Janvier..... 4° Mois le plus chaud juillet, le plus froid
Février..... 8° janvier.

Mars	10°	Température la plus élevée 47.° en juillet.			
Avril........	16°	»	la plus basse —5° en janvier		
Mai	20°	»	moyenne de l'année 15°5.		
Juin	24°		novembre, février,		
Juillet......	25°	Saison tempérée	décembre, mars,	9°	
Août........	24°		janvier, avril,		
Septembre..	20°		mai, août,		
Octobre	19°	Saison chaude ..	juin, septembre,	22°	
Novembre...	10°		juillet, octobre.		
Décembre...	6°				

Le premier mois d'hiver est novembre, le premier mois
d'été est mai. Je divise l'année en deux saisons, chacune
de six mois, l'été de mai à octobre inclusivement, l'hiver de
novembre jusqu'en avril. Il n'y a réellement ni printemps, ni
automne, et l'on passe brusquement des froids, des gelées
et des neiges aux fortes chaleurs et réciproquement. La direction générale des vents dans le Sahara incline vers
l'ouest; c'est le sud-ouest qui domine, tandis que dans le
Tell c'est le nord-ouest. Le sud-est est le plus pénible parce
qu'il amène souvent le sirocco. Les vents violents viennent
aussi du sud. C'est le fléau de la région, il constitue un
grand obstacle à la végétation arborescente ; c'est, en outre,
une cause de souffrance et de danger pour les voyageurs et
les habitants sédentaires et nomades de ces contrées.

Il pleut très peu dans l'année, les orages sont fréquents en
hiver et au printemps. La tension électrique est très-forte en
toute saison, et l'on n'a pas besoin d'instrument pour la constater. M. Marès a vu son burnous de laine donner le soir des
étincelles au moindre frottement, nous avons déjà parlé de
la queue des chevaux qui fournit un excellent électroscope.

Nous n'avons pas fait d'observations sur la pression at-
mosphérique faute d'instrument.

L'hygométrie a été négligée ; mais on peut penser que
l'humidité de l'air est peu prononcée et qu'à moins de pluie
accidentelle, l'atmosphère est d'une grande sécheresse.

Enfin on peut dire que dans le Sahara il fait plus chaud l'été et plus froid l'hiver que sur le littoral. C'est donc un climat excessif. On y subit les températures les plus extrêmes, des perturbations atmosphériques fréquentes, des oscillations de température très-prononcées entre le jour et la nuit ; ces phénomènes météorologiques sont des causes puissantes de destruction, et rendent les plateaux sahariens très-nuisibles à l'existence des êtres organisés.

HYGIÈNE.

Les influences météorologiques défavorables à la santé, dans le Sahara d'Oran, sont : en hiver, les froids rigoureux et imprévus ; en été, les hautes températures ; en toute saison, les vents impétueux, les oscillations brusques du thermomètre, les nuits froides, la sécheresse de l'air, le sirocco, l'électricité qui surcharge l'atmosphère, le sable porté par les vents, etc., etc.

Le froid et la neige donnent lieu à des congélations fréquentes. Toutes les colonnes qui ont expéditionné dans le sud ont éprouvé quelques accidents de ce genre, en hiver ou au printemps, les seules saisons où il soit possible de faire voyager des troupes dans ce pays.

En 1847, les deux colonnes Renault et Cavaignac perdirent des hommes atteints par le froid et la neige qui les surprirent les 19 et 20 avril. En mars 1849, notre petite armée fut assaillie par une tempête de neige, et, en une nuit, plusieurs soldats eurent les extrémités inférieures gelées. Ils guérirent tous assez rapidement. Quelques Arabes du convoi ne furent pas aussi heureux et restèrent ensevelis sous la neige, qui leur servit de linceul. Dans la même nuit nous perdîmes également une trentaine de chameaux.

Les abaissements de température, les vents aigres du Nord, les vicissitudes atmosphériques de l'hiver occasionnent dans le Sahara des affections de poitrine nombreuses et graves, comme nous le verrons plus loin.

Lorsque les troupes sont en marche, il est difficile de les soustraire à ces influences. Les abris manquent et le bois aussi. Il est utile, dans ce cas, d'ordonner des corvées nombreuses pour aller à la recherche d'un combustible éphémère: le mouvement qu'on se donne pour le trouver, l'arracher et le rapporter suffit pour produire une calorification salutaire. Dans ces circonstances, l'inaction c'est la mort.

En station on peut se prémunir contre le froid par des abris suffisants, des foyers bien entretenus; cependant nous verrons qu'à Géryville, les maladies de poitrine sont communes, ce qu'il faut attribuer au service de garde, aux factions pendant la nuit, pour les militaires, et, chez les indigènes, à leur incurie en présence d'un élément contre lequel ils sont sans défense.

J'ai décrit les effets du vent, du siroco et des tourbillons de sable, j'ajoute que le siroco dispose à la nostalgie, affaisse le moral, aggrave toutes les maladies. Les nuages de sable sont aussi très pernicieux. Les Arabes ont soin de ne pas respirer directement le vent du désert. Les Touareg portent habituellement un voile qui protége l'entrée des voies respiratoires. Il paraît, en effet, impossible de respirer, sans inconvénient, cette atmosphère chargée de particules solides, impalpables, qui se déposent dans les ramifications bronchiques.

Les grandes chaleurs sont encore plus difficiles à supporter que le froid, contre elles point de recours. Dans le Sahara d'Oran la température est assez modérée, mais lorsqu'elle dépasse 40 degrés centigrades le supplice commence. On se fatigue vite du beau temps et la sérénité constante du ciel procure une irritation qui ne se calme que par l'apparition de quelques nuages ou d'un peu de pluie.

La continuité des chaleurs amène une atonie générale des organes, un affaiblissement de thutes les fonctions. L'exaltation pulmonaire et cutanée est destinée, par la déperdition du calorique qu'elle fait éprouver à l'économie, à rétablir l'équilibre entre la température ambiante et celle du corps qui doit rester invariable. Cette déperdition augmente avec la chaleur extérieure, et l'activité fonctionnelle qui entraîne une grande quantité d'eau propre à être évaporée affaiblit d'autant l'organisme et produit des phénomènes physiologiques et pathologiques faciles à expliquer. Ainsi, en été, la circulation cardiaque est ralentie, le foie se congestionne, ₁a bile est sécrétée en plus grande partie, l'urine diminue, la sueur augmente, etc., etc. Il faudrait, dans cette saison, réconforter l'économie par un bon régime. Malheureusement l'atonie et la paresse des organes digestifs s'opposent à ce que l'alimentation soit suffisamment réparatrice.

Dans le Sahara, dès le mois de juin, on éprouve un dégoût prononcé pour les substances solides, dont l'aspect seul cause des nausées. J'ai vu, pendant ce mois, 3 ou 400 soldats rendre régulièrement leur soupe, après chaque repas. Les liquides passent mieux, on en ingère des quantités considérables, mais la soif n'est jamais calmée. L'eau bue immodérément donne des coliques et des diarrhées qui dégénèrent souvent en dysenteries graves.

Le café seul soutient et répare les forces; heureux ceux qui sont assez sages pour se contenter de cette boisson fortifiante et salutaire !

En station, en résidence fixe, on se crée des ressources même au milieu du désert ; les approvisionnements sont assurés ; l'industrie des soldats, guidée par la prévoyance des chefs, leur procure l'utile et l'agréable, c'est-à-dire une variété plus grande dans le régime par l'adjonction si nécessaire des légumes frais. En marche, dans un pays pareil, l'alimentation laisse nécessairement à désirer.

Les eaux que l'on rencontre sont de très mauvaise qualité, souvent à peine potables, fréquemment insalubres: quelquefois on n'en trouve pas et l'on fait usage de celle que l'on a eu le soin de faire transporter à dos de chameau dans des outres ou dans des tonneaux. L'eau contenue dans des outres prend un goût peu agréable; les tonneaux sont préférables, mais l'eau s'y échauffe rapidement, elle devient lourde et ne désaltère pas. On ne doit jamais boire d'eau pure, il faut la couper soit avec du café, soit avec une liqueur alcoolique quelconque. Il faut l'aérer et la faire rafraîchir, quand on en ·a le temps. Pour cela il faut la laisser exposée à l'air pendant la nuit et l'agiter plusieurs fois, puis on la met dans un bidon ou une bouteille, enveloppés de drap, que l'on suspend à l'ombre, en ayant soin de mouiller souvent l'enveloppe extérieure et d'activer une évaporation rapide, qui refroidit le liquide extérieur. On se procure ainsi une eau tonique et rafraichissante.

Voici quelques procédés à employer pour purifier l'eau dans les diverses conditions d'insalubrité où on la rencontre au Sahara. Quand elle est saumâtre ou salée l'ébullition exagère encore ce défaut, alors on supprime le sel dans la soupe, mais le café est toujours détestable avec cette eau.

L'eau sulfureuse se purifie par l'action du feu.

Les eaux séléniteuses se boivent sans répugnance, mais elles sont nuisibles et leur usage prolongé produit des diarrhées rebelles auxquelles on n'est que trop prédisposé par l'action du climat.

L'eau des puits est peu aérée et chargée de sulfate de chaux. On peut la corriger en y mêlant des cendres ou du carbonate de potasse, et en séparant, par la décantation, le précipité de carbonate de chaux.

Les eaux stagnantes, putrides, croupies, contiennent des gaz fétides (hydrogène sulfuré) et des matières organiques en suspension, qui peuvent produire une intoxication réelle. On doit les faire bouillir pour chasser les gaz et l'on détruit par là les propriétés malfaisantes des matières organiques agissant comme ferments; mais comme l'eau qui a bouilli est peu agréable, il faut, comme le conseille M. Bouchardat, y faire infuser quelques plantes aromatiques, qui abondent partout, même dans le Sahara; à défaut de thé, le *chia*, ou ar-

moise, remplirait parfaitement ce but. Ces eaux seront filtrées sur du sable ou du charbon, on peut aussi les purifier,
comme l'enseigne M. Michel Levy, au moyen d'un mélange
d'une partie de chaux et deux parties d'alun, ou mieux 4
gramme de charbon animal et 1 gramme d'alun pour un litre
d'eau ; on met d'abord le charbon dans l'eau, on l'y laisse
passer la nuit, et le lendemain on ajoute l'alun, on filtre, etc.
Ce dernier procédé devra être employé lorsqu'on ne voudra
pas soumettre l'eau à l'ébullition.

La viande fournie aux troupes en marche est de mauvaise
qualité, elle provient d'un troupeau étique et souffreteux
qu'on traîne avec soi ; la privation d'eau, la végétation précaire du Désert réduisent à rien les bœufs et les moutons,
qui n'offrent plus qu'une chair flasque, décolorée, et privée
de ses qualités essentielles.

Les chevaux ne se soutiennent que par la ration d'orge
qu'on leur donne régulièrement.

Le biscuit de campagne est difficile à digérer, bien des estomacs ne peuvent s'y habituer. Il est parfois véreux ou moisi. Il faut le faire tremper dans de l'eau tiède, ensuite on le met
sécher au soleil ou sur des charbons ardents, ce qui le rend
accessible à la mastication, mais il n'en est pas plus appétissant pour cela.

Le pain ne se remplace pas. Pendant notre expédition,
les officiers, dans l'impossibilité de se ravitailler, avaient le
même régime que les soldats. Pendant un mois et demi nous
manquâmes de pain et de vin ; la privation du pain, pour
beaucoup d'entre nous, fut bien plus pénible que celle du
vin.

Le lard conservé en saumure rançit vite et peut devenir
un aliment dangereux ; salé, il allume la soif ; dessalé il perd
dans l'eau, avec sa saveur, toutes ses qualités nutritives.

Quand nous étions à court de vivres, par le retard des caravanes qui nous approvisionnaient, on distribuait des dattes,
au lieu de biscuit, à raison de 5 à 600 grammes par homme

et par jour. Les dattes ne sauraient constituer un aliment fon-
damental : on sait que les Sahariens ne les mangent jamais
seules, ils y joignent toujours de la viande, ou du lait, ou de
la galette, ou du couscous. Nos soldats trouvaient qu'elles
échauffaient, qu'elles altéraient beaucoup et elles les dispo-
saient à contracter la dysenterie. Ils les faisaient cuire, comme
des pruneaux, et alors elles étaient moins nuisibles. Le fruit
du dattier contient très-peu de matériaux gras et azotés, voir
à ce sujet l'analyse donnée par M. Kletzinsky (*Union médicale*, 5 oct. 1858).

Le riz ne mérite pas, comme aliment, la faveur dont il
jouit dans l'administration militaire française ; on s'en dé-
goûte très-vite, au bout d'un certain temps les soldats l'ont
en horreur ; il leur donne des vomissements, à tel point que
j'ai dû vérifier plusieurs fois, en campagne, si le riz distribué
ne contenait pas quelque substance toxique. Le dégoût, la
paresse des organes digestifs, causaient seuls ces indispositions. Cependant, il ne serait pas impossible que le riz ne
fut nuisible à la santé, comme quelques auteurs l'ont soute-
nu (voir Tourtelle et Hallé, Bricheteau, etc.; *Encyclopédie
des sciences médicales)*. Dans tous les cas, son usage prolongé n'est pas sans danger, parce que c'est un aliment insuffisant, très pauvre en principes gras et azotés (1); il est
donc mal choisi pour les troupes en campagne, surtout dans
les pays chauds.

En été, en raison de la déperdition des forces, il faut préférer les aliments azotés, qui nourrissent sous un petit volume et ne surchargent pas les fonctions digestives déjà très
paresseuses.

Les légumes et les fruits semblent préférables à bien des
gens, c'est une erreur qu'il importe d'éviter. Les fruits relâ-
chent, les légumes aqueux ne se digèrent pas, les féculents

---

(1) Les expériences et les analyses de M. Poggiale (*Mém. de Méd. mil.*
t. XVIII, 2ᵉ série. p. 469), prouvent que le riz employé seul n'est pas un
aliment substantiel.

ne sont nourrissants qu'à la condition d'en ingérer de grandes quantités pour réparer les pertes quotidiennes. A ce
compte il faudrait que la ration de riz qui est de 60 grammes
fut portée à 250 grammes pour arriver à rendre à l'économie
la quantité d'azote qu'elle perd tous les jours. Lorsqu'on dis-
tribue du lard, au lieu de viande fraîche, l'insuffisance est
encore plus grande.

Pendant notre expédition, on donna quelquefois du blé,
trouvé dans les silos des Ksour, en remplacement du biscuit ;
au moyen de moulins à bras les soldats obtenaient, au prix
d'une grande fatigue, une farine grossière qui leur servait à
faire des pains massifs et de la bouillie. Ces distributions extraordinaires variaient le régime si elles ne l'amélioraient pas.

En réfléchissant aux inconvénients signalés ci-dessus, il
m'a semblé qu'on pourrait les atténuer en introduisant deux
aliments nouveaux dans la ration réglementaire du soldat en
campagne ; ces denrées destinées à remplacer le riz et le
lard, ou au moins à alterner avec eux, sont d'un transport et
d'une conservation faciles, ce sont les lentilles et la morue
salée.

La morue ne rancit pas, elle se dessale dans l'eau sans
perdre, comme le lard, son arôme et ses éléments nutritifs,
elle contient deux fois plus d'azote.

Les lentilles, non décortiquées et réduites en purée, jouissent d'une puissance réparatrice et assimilatrice très-grande.
L'enveloppe renferme un principe aromatique très-propre à
stimuler les fonctions digestives ; les graines de cette légumi-
neuse donnent 25 p. 0/0 de substance azotée, tandis que le
riz n'en offre que 7,05 p. 0/0.

Ces avantages, que je pourrais développer davantage, re-
commandent les denrées ci-dessus à l'attention de ceux qui
s'occupent de l'hygiène du soldat en campagne : leur introduction dans les approvisionnements des armées rendrait
l'alimentation plus variée et plus réparatrice, deux qualités
qui se subordonnent et qui règlent la nutrition.

Les condiments sont nécessaires dans les climats chauds, ils stimulent la paresse des organes et aident à l'assimilation. Les Sahariens emploient le piment (*capsicum annuum*) pour assaisonner leurs aliments. Un peu de poivre eut été fort utilement distribué aux troupes pour relever la soupe au biscuit et au riz. Le sel ne suffisait pas pour remplir ce but, cependant on ne pouvait absolument s'en passer pour manger le mouton fade auquel nous étions condamnés.

Un jour, après une marche forcée, les provisions étant épuisées, une razzia vint fort à propos nous ravitailler et rasséréner nos estomacs en détresse. On sacrifia une hécatombe de moutons, mais les Arabes du goum restaient fort en peine devant leur rôti, et ils venaient mendier un peu de sel auprès de nos hommes pour assaisonner leur festin.

L'habillement des troupes en Algérie est très-convenable et suffit pour toutes les éventualités. On s'habitue facilement à porter, en toute saison, des vêtements de laine, et l'on est ainsi à l'abri des refroidissements si fréquents et si funestes dans ces régions. Chaque homme est muni d'une ceinture de flanelle destinée à protéger le ventre. Les avantages de cette ceinture sont immenses et, si l'on pouvait obtenir des soldats qu'ils ne la quittassent jamais, on verrait diminuer les affections intestinales si communes et qui sont dues aux variations atmosphériques et aux arrêts de transpiration. On a pu dire, avec raison, que le café et la ceinture de flanelle avaient beaucoup aidé à la conquête de l'Algérie. L'hygiène et les médecins militaires, qui en sont les promoteurs dans l'armée, peuvent donc revendiquer une bonne part dans cette conquête.

Dans les expéditions du Sud, qui précédèrent la nôtre, chaque soldat reçut un voile de gaze bleu ou vert, qui devait protéger les organes oculaires contre le soleil, le vent et le sable. Cette mesure excellente ne fut d'aucun effet ; les soldats portaient leur voile dans leur poche et, en 1847, une épidémie d'ophthalmies se déclara dans la colonne Renaut.

En 1849 nos militaires ne furent point munis de voile, et nous n'eûmes pas à regretter ce défaut de précautions, les ophtalmies furent très-rares parmi nous. Quoiqu'il en soit, un voile ou des lunettes sont des moyens excellents de se préserver contre les incommodités et les dangers d'un voyage dans le Sahara.

La tente offre un abri insuffisant contre les intempéries et les températures extrêmes qu'on éprouve dans le sud de la province d'Oran, elle ne peut être habitée que temporairement; tandis que, dans le Tell, nous avons vu les troupes habiter sous la tente pendant toute l'année sans grave inconvénient, surtout dans les régions boisées qui offrent du combustible en abondance pour l'hiver et des ombrages précieux en été.

Dans le Sahara, outre les congélations qui sont à redouter l'hiver, il est impossible, l'été, de rester sous la toile pendant le jour, il vaut mieux être exposé directement aux rayons du soleil. Il faut alors se construire des *gourbis*, soit avec des nattes d'alfa tressé, soit avec des roseaux, soit avec des branches de palmier, suivant les ressources locales; mais, la nuit, il est prudent de rentrer sous la tente où l'on a moins à craindre les refroidissements. Dans tous les pays, et surtout en Afrique, il ne faut jamais coucher à la belle étoile, exposé au rayonnement nocturne. Sous ce rapport la tente-abri a été un perfectionnement considérable dans l'hygiène du soldat en campagne.

J'ai vu aussi quelquefois creuser des trous, des tanières, où les soldats bravent, le jour, les ardeurs du soleil et essaient de trouver un repos qui les fuit. En général ces retraites sont insalubres, l'air ne s'y renouvelle pas, on ne doit y séjourner que quelques heures. En Crimée on a constaté combien ces grottes étaient nuisibles comme habitation permanente.

Si l'on devait établir une demeure fixe dans le Sahara, il faudrait bâtir des maisons solides, dont les murs et les toits fussent très-épais, dont les ouvertures pussent clore hermétiquement, tout en permettant, à l'occasion, une aération et une ventilation faciles. Il faudrait par l'orientation et de grands abris préserver ces habitations de l'action directe des grands vents du S.-E. et du N.-O. qui sont le fléau de cette région. Il serait facile à un architecte habile d'imaginer un système de construction qui répondit aux exigences diverses de ce climat capricieux.

Les marches sont pénibles dans le Sahara. Outre leur fardeau habituel, les soldats sont souvent obligés de transporter, d'une étape à l'autre, de l'eau et du combustible. Le sol mouvant ou rocailleux, l'absence complète de routes sont encore des obstacles à signaler.

Les expéditions sont impossibles dans ce pays pendant l'été, à cause de la rareté de l'eau et de l'intensité de la chaleur. En hiver on a d'autres accidents à redouter ; mais, avec de la prudence, il est facile de les atténuer.

S'il faut marcher dans la saison des chaleurs, on s'arrêtera dans le milieu du jour ; le soir et le matin on pourra avancer un peu. Les marches de nuit doivent être, en général, proscrites, elles empêchent le soldat de se livrer au sommeil, le repos du jour n'étant guère réparateur.

Pour faire séjour, on choisira une station pourvue d'eau abondante et potable et, autant que possible, de combustible.

Les indications que nous pourrions ajouter aux précédentes sont superflues pour une armée où les chefs et les subordonnés rivalisent, en campagne, de zèle et de sagacité pour se créer, dans le dénûment le plus complet, des ressources, des installations, dont le confortable relatif étonne les personnes inexpérimentées ou qui ne connaissent pas l'ingéniosité du troupier français.

PATHOGÉNIE.

Malgré les conditions défavorables que je viens d'étudier, les maladies ne sont ni communes ni dangereuses pour les Européens qui vivent dans le Sahara d'Oran.

Sur 1,000 hommes, qui étaient confiés à mes soins, en 1849, j'eus à traiter, sous la tente, pour des indispositions légères : en mars, 100 malades, en avril 104, en mai 128, en juin 158. La moyenne par jour des hommes exemptés du service (fiévreux ou blessés) fut de 12. Les entrées à l'ambulance ont été de 14 en mars, 16 en avril, 24 en mai, 28 en juin. Il y a eu en tout 10 décès, 1 0/0 de l'effectif. Il est bon d'observer que nos hommes étaient tous aguerris et rompus aux fatigues de la vie d'Afrique.

Les principales maladies qui nécessitèrent l'entrée à l'ambulance furent : 3 fièvres typhoïdes, 13 fièvres intermittentes ou rémittentes, 15 affections des voies respiratoires, 5 stomatites ulcéreuses, 32 diarrhées ou dyssenteries aigues ; le reste ne comprend que des unités sans signification.

Des 10 décès, il y en eut 2 par suite de fièvre typhoïde, 1 de pneumonie aiguë ou chronique, 1 d'abcès du foie et de dyssenterie, 1 de diarrhée chronique. Ces chiffres démontrent que la dyssenterie est la seule maladie redoutable dans la région. Sur 10 décès, 7 eurent lieu à la suite d'affections de ce genre ; un tiers des hommes entrés à l'ambulance en était atteint. C'est la dyssenterie qui a été si souvent fatale aux voyageurs et aux savants qui se sont engagés dans l'intérieur de l'Afrique. Les causes qui la produisent sont multiples : le climat, les fatigues, l'alimentation anormale, l'eau de mauvaise qualité prédisposent à la contracter.

Les fièvres intermittentes étaient presque toutes d'anciennes fièvres récidivées, réveillées et aggravées par l'élévation de la température, les perturbations atmosphériques, les marches forcées. Dans le Sahara d'Oran les fièvres de première invasion sont extrêmement rares à cause de l'altitude et de la nature du sol qui ne permettent pas au miasme palustre de se développer.

Les affections des organes respiratoires n'apparurent qu'au début de la campagne, elles furent nombreuses et assez graves; leur invasion, sous cette latitude, fut un sujet d'étonnement pour nous, ainsi que les causes qui les déterminèrent.

Beaucoup de nos hommes furent atteints de stomatites; chez les uns la maladie fut bénigne, je l'attribuai au biscuit qui déchire les gencives et entretient une irritation locale, mais chez d'autres elle prit un caractère ulcéreux, lié à un appauvrissement du sang, provoqués par une nourriture insuffisante et l'usage d'une eau chargée de principes salins et de matières organiques.

Les cas de fièvres typhoïdes furent aggravés par la nécessité de transporter tous les jours les malades à dos de mulet, c'est un supplice pour ces malheureux et l'on comprend combien il est difficile, dans ces conditions, d'instituer un traitement efficace et salutaire.

Les quelques cas de congélation que nous eûmes à déplorer furent immédiatement évacués sur le poste de *Saïda* et j'eus la satisfaction d'apprendre que certains d'entre eux, qui présentaient quelque apparence de sphacèle, guérirent heureusement.

Il semble extraordinaire qu'en Algérie, où le froid n'atteint jamais les proportions qu'on observe en France tous les ans, les accidents produits par le froid soient plus communs et plus nombreux. Cela tient à ce que, en Afrique, comme dans tous les pays chauds, l'organisme se transforme pour lutter contre les hautes températures et n'est nullement préparé à réagir contre des froids subits, imprévus.

Les variations brusques de température sont pernicieuses dans tous les pays et les écarts du thermomètre dans les vingt-quatre heures peuvent servir à déterminer la salubrité d'un climat.

Ce n'est qu'insensiblement, à la longue, que la résistance au chaud et au froid peut s'établir dans l'économie animale, il y a là un revirement de fonctions qui ne peut s'effectuer brusquement. Voilà pourquoi souvent, en Algérie, lorsque nos troupes ont été assaillies par des températures de 2 ou 3 degrés au-dessous de zéro, qui, sous d'autres climats, sembleraient peu sensibles, elles ont éprouvé des accidents ou des désastres qui n'ont surpris que les esprits irréfléchis.

D'ailleurs le soldat, en marche, est dépourvu d'abris suffisants dans ces pays déserts, et dans le Sahara, en particulier, le défaut absolu de combustibles ajoute encore au danger.

Les ophthalmies se bornèrent à quelques conjonctivites, accompagnées de photophobie et de douleur aigue. Elles étaient causées par le soleil et le sable. Elles guérirent toutes au bout de quelques jours et ne présentèrent aucun des caractères de l'ophthalmie purulente ou graveleuse qui est restée comme un souvenir de l'histoire d'Egypte.

Nous eûmes à observer plusieurs accidents dus aux animaux malfaisants du Sahara.

Les piqûres de scorpion furent nombreuses et sans gravité, quelques applications d'ammoniaque, et, dans les cas graves, quelques gouttes de ce liquide ingérées conjurèrent tout danger. Dans certains cas, lorsque le moral de l'homme était bon, je me contentai de lotions d'eau fraîche et je n'ai jamais eu à me repentir d'avoir ainsi constaté l'innocuité absolue de ces blessures.

La vipère à cornes ne mordit personne dans notre colonne, mais les Arabes paraissent en avoir une grande frayeur.

Les eaux du Sahara contiennent souvent des sangsues filiformes qu'on avale sans les apercevoir. Ces annélides se fixent le plus souvent dans la partie supérieure du pharynx, au bout de quelques jours elles grossissent, causent de la gêne et des hémorrhagies ; le meilleur moyen de les extraire consiste à les saisir avec une pince à artères, je n'ai jamais manqué cette petite opération. Le danger des sangsues qui descen-

dent dans l'estomac est illusoire, ces annélides y sont tuées
par le suc gastrique, elles ne peuvent s'arrêter dans l'œso-
phage, où le passage des aliments et des liquides les empê-
che de se fixer. Si l'animal parvenait à se loger dans les fos-
ses nasales, le danger serait plus grand, alors on se servirait
d'injection d'eau salée ou vinaigrée ; ce cas ne s'est jamais
présenté à mon observation, tandis que j'ai constaté des cen-
taines de fois leur présence dans le pharynx. Chez les chevaux elles se fixent de préférence à la base de la langue ou à
la voute palatine.

Quelques blessures aux pieds, causées par la marche sur
un terrain sec et brûlant, et des blessures aux mains produi-
tes par l'arrachement des herbes et des racines, complètent
le contingent de mes observations médicales dans le Sahara.

Les renseignements que j'ai réunis ci-après font voir que
le cadre de la pathogénie saharienne est assez restreint et
qu'un séjour de quatre mois m'a suffi pour en voir développer toutes les phases.

Mon ami Félix Jacquot, de regrettable mémoire, a donné
la relation d'une épidémie d'ophthalmie qui sévit, en 1847,
sur la colonne du général Cavaignac; deux cents hommes furent atteints de conjonctivite oculo-palpébrale, à la suite
d'une marche dans la neige par un soleil éblouissant ; ils
guérirent tous promptement ; chez quelques-uns seulement
il y eut de légères ulcérations de la cornée qui se terminè-
rent par résolution. Sur 3,200 hommes, en deux mois que
dura l'expédition, il ne survint que deux décès.

Le Dr Leclerc, connu par ses travaux remarquables sur
les médecins Arabes, n'a constaté sur les troupes françaises,
pendant un voyage de deux mois chez les Ouled Sidi Cheikh,
que quelques diarrhées et fièvres intermittentes, et quatre
cas d'héméralopie.

Les observations médicales faites à Géryville vont nous
donner la mesure de l'état sanitaire de ce poste et par con-
séquent du Sahara d'Oran, dans les conditions **de repos,**

d'un régime convenable, d'abris suffisants ; toutes les causes de maladies étant éloignées par des précautions hygiéniques et l'influence du climat et du milieu agissant dans sa plus faible intensité.

Sur une garnison de 200 à 300 hommes, composée de détachements du 1er bataillon d'Afrique, de spahis, de tirailleurs indigènes, d'ouvriers du génie, d'infirmiers, de quelques civils Européens et de quelques Sahariens, pendant les années 1854-55-56 et 57, il y a eu 469 malades traités à l'hôpital et 20 décès ; ce qui donne 117 malades par an et 5 décès. Ces 469 entrées se divisent en 216 pour le premier semestre, et 253 pour le deuxième. La proportion dans la saison estivo-automnale n'est donc pas de beaucoup supérieure à l'autre, ce qui marque une grande différence avec le littoral de l'Algérie, et en général avec les pays à endémie palustre. Les décès ont été de 11 au premier semestre, et de 9 au deuxième.

Si nous groupons les entrées et les décès, suivant qu'ils ont eu lieu en hiver, c'est-à-dire du 1er novembre au 31 avril, et en été, c'est-à-dire du 1er mai au 31 octobre, nous trouvons pour la première saison (hiberno-vernale) 274 entrées et 13 décès, et pour la deuxième (estivo-automnale) 195 entrées et 7 décès D'où il ressort qu'à Géryville les froids causent plus de maladies et de décès que les grandes chaleurs, et que l'influence palustre est nulle dans cette région. En effet, les fièvres intermittentes y sont rares, peu dangereuses, et cependant les alternatives de température sont fréquentes, violentes, les refroidissements et l'insolation redoutables, les vents impétueux, le froid et la chaleur excessifs. Ce qui renverse la théorie étiologique des fièvres basée sur les seuls phénomènes météorologiques.

Dans le Sahara on trouve de grandes plaines sans eau à la surface, perméables à une grande profondeur, où le miasme marécageux ne peut se former ; or, en dehors de l'intoxication palustre, pas de fièvres eudémiques possibles.

Il n'est pas rare cependant de trouver dans le Sahara quelques localités où, les conditions hydro-géologiques étant changées, on voit régner périodiquement les fièvres intermittentes. Cela arrive dans les oasis, où l'eau est abondante et répandue sur le sol par les irrigations continues, dans certains bas-fonds habituellement humides, comme les *chott* et les *daya*.

Nous allons énumérer maintenant les principales maladies qui ont sévi à Géryville, ou qui ont été cause de décès, en 1858 et 1859. Du 1er avril 1857 au 1er avril 1858, d'après les notes de M. Chartier, médecin aide-major, les maladies traitées à l'hôpital furent au nombre de 76, dont une fièvre typhoïde, 14 fièvres intermittentes simples, rémittentes ou pernicieuses, 21 affections de poitrine, 5 angines dont 3 diphthéritiques, 18 blessés, 8 vénériens, plus quelques cas isolés sans signification ; pas d'ophthalmies, pas de diarrhées ni de dysenteries. Deux décès, un par suite de phthisie pulmonaire, un autre d'angine couenneuse.

Voilà certainement un tableau qui reflète un état sanitaire extrèmement satisfaisant et dont la physionomie a la plus grande analogie avec celle d'une des régions les plus salubres et les plus tempérées de l'Europe.

Pour l'année 1859 et le 1er semestre 1860, d'après M le Dr Esparbès, qui a bien voulu nous donner ces renseignements utiles, il y a eu, en dix-huit mois, 175 malades traités et 4 décès, savoir : 2 fièvres typhoïdes, dont un décès, 102 fièvres intermittentes, fièvres intermittentes simples, rémittentes ou pernicieuses, peu graves, puisqu'elles n'ont produit qu'un seul décès ; 22 affections des voies digestives, dont un décès par suite de dysenterie chronique ; 15 affections des organes respiratoires, dont un décès par suite de pneumonie aiguë ; plus 25 blessures légères et 9 maladies syphilitiques.

Dans ce dernier tableau, les fièvres intermittentes sont plus nombreuses, ce qui tient à de fréquents passages de troupes, fait accidentel qui permet à M. Esparbès d'affirmer que les fièvres intermittentes de première invasion sont à peu près inconnues dans le pays.

Géryville est la capitale politique du Sahara de l'Ouest, c'est un poste peu agréable, et où les services sont dans une installation provisoire ; malheureusement, en Algérie, depuis la conquête, le provisoire est la règle, et le définitif n'est pas adopté.

L'hôpital de Géryville n'a que dix lits, inoccupés le plus souvent, il est situé au rez-de-chaussée et dans la partie du fort la plus exposée aux violentes rafales des vents régnants : il n'y a ni cour, ni ombrages pour les malades, et les locaux accessoires sont insuffisants.

La garnison est installée dans des conditions qui excluent tout confortable, le strict nécessaire a été réalisé.

La redoute est un carré loug de 100 mètres sur 50 ; un bâtiment à deux étages est au centre. En dehors, se trouve le pavillon du Commandant supérieur et du bureau arabe, et la maison de commandement du khalifa du Cercle.

Un village d'une vingtaine de maisons s'est formé près de la redoute, il est habité par des cantiniers, quelques ouvriers, des juifs commerçants, orfèvres, des mozabites, etc., en tout 100 individus.

Aux environs de Géryville on a fait de nombreuses plantations, créé des jardins qui fournissent des légumes, et creusé un bassin destiné aux irrigations et peuplé de poissons.

Géryville. comme nous l'avons dit, est bâtie sur le versant Nord du *Djebel Ksel* dont les plus hauts sommets s'élèvent à 1950 mètres au-dessus du niveau de la mer, et l'abritent complétement du côté du Sud, aussi le climat et le sol participent de ceux des hauts plateaux situés plus au Nord.

Sans doute, la pathogénie des localités placées en regard du grand désert et des oasis, en particulier, doit être différente. Faute d'expérience directe, nous pourrons, à ce sujet, acquérir une notion assez exacte en consultant l'état sanitaire

habituel du poste de Laghouat, placé très près de la région
qui nous occupe, et dans des conditions toutes différentes de
celles de Géryville.

Laghouat est situé sur le versant Sud des montagnes qui
limitent le grand désert, c'est une belle oasis. Son altitude
est de 750 mètres, et sa position géographique est de 33°,48
latitude Nord, 0°,40' longitude orientale du méridien de Paris. Sa température moyenne oscille entre 20 et 21° ; le maximum thermométrique s'élève à 46° et 48°, le minimum à 4° ;
le maximum des oscillations de la température est de 20 à 25°;
il tombe quelquefois de la neige, phénomène qui doit produire
un spectacle étrange et inattendu sur une forêt de palmiers.

D'après M. Pilet, en 1853 (*Souvenirs de Laghouat*, in-8°
Alger, 1854.), sur une population de 15 ou 16 cents militaires
ou civils européens, en 8 mois, il est entré à l'ambulance,
569 malades, et il y a eu 25 décès. Le maximum des malades a eu lieu, en octobre, le minimum en janvier. Il y a eu,
en moyenne, 1 malade sur 36 hommes valides, 1 décès sur
24 malades, et 1 mort sur 65 vivants.

Les maladies principales ont été : 112 fièvres intermittentes de type et de gravité divers, mais qui n'ont occasionné
aucun décès ; les diarrhées ou dysenteries au nombre de
92, dont 7 suivies de décès ; 61 bronchites ou pneumonies,
dont 6 décès ; 1 phthisique qui a succombé ; 7 fièvres typhoïdes, dont 3 décès ; puis les ophthalmies au nombre de 44,
dont 2 blépharites, 24 conjonctivites aiguës, 5 conjonctivites
chroniques, 10 conjonctivites purulentes, 3 ulcérations de la
cornée ; puis enfin, les rhumatismes et les affections chirur-
gicales et syphilitiques, qui sont peu nombreuses et n'offrent
aucun intérêt au point de vue de la pathogénie locale.

Pour M. Pilet, les fièvres de Laghouat ne peuvent être dues
qu'aux influences météoriques régnantes, il ne croit pas à
l'intoxication miasmatique qu'expliquent si naturellement le
régime des eaux stagnantes et les pratiques de cultures usi-
tées dans les oasis.

Consultons un dernier document : dans l'année 1857-58, M. Bertrand a traité à Laghouat 375 malades, sur lesquels 7 seulement sont décédés. Les maladies dominantes ont été les fièvres intermittentes et les dysenteries qui, d'après cet observateur, sont moins fréquentes et moins graves que sur le littoral.

De tous ces faits il ressort : 1° que le Sahara d'Oran est très salubre, et que la santé des Européens n'a pas à y redouter de grandes atteintes ; 2° que, dans la position de Géryville, les affections de poitrine sont à craindre l'hiver, la plus mauvaise saison ; 3° que, dans la position de Laghouat, les maladies sont plus fréquentes et que, les plus communes sont, en hiver, les lésions pulmonaires, en été des fièvres bénignes et des dysenteries graves et souvent mortelles ; 4° enfin que, dans dans cette saison, les ophthalmies règnent endémiquement dans les oasis. MM. Pilet et Bertrand pensent que cette affection a une grande analogie avec l'ophthalmie purulente dite des armées. Je ne suis pas de leur avis, et la description qu'ils en donnent en fait une affection catarrhale simple, avec inflammation de la conjonctive oculaire et ulcérations légères de la cornée : sa durée est de huit jours, en moyenne, et quelques collyres au nitrate d'argent suffisent pour conjurer tous les accidents.

La maladie est plus grave chez les indigènes, qui ont souvent des opacités de la cornée et qui perdent même la vue par défaut de soins ; en effet, les Arabes ne prennent aucune précaution hygiénique pour prévenir la maladie, et n'emploient que des moyens illusoires pour la combattre.

Les causes assignées à l'ophthalmie du Sahara sont : l'intensité de la lumière solaire, directe ou réfléchie, les tourbillons de sable soulevés par le vent ; chez les indigènes il faut ajouter la malpropreté habituelle et la fumée qui règne dans les habitations sans cheminée.

Outre cela, il doit y avoir dans les oasis, une influence locale, miasmatique peut-être, qui fait que les habitants sédentaires, les Ksouriens, y sont beaucoup plus sujets que les pasteurs nomades.

En effet, nous avons vu que, dans les parties du Sahara abritées du vent et du soleil, les ophthalmies règnent endémiquement, tandis que, dans les parties découvertes et sur les troupes en marche exposées à toute l'intensité de la lumière et du vent, on ne les voit apparaître qu'accidentellement.

M. Beylot (*Mémoires de médecine militaire*, 2ᵉ série, 11ᵉ volume) a constaté qu'à Biskra, les ophthalmies apparaissent en septembre, accompagnées des fièvres intermittentes et sont traitées avec succès par le nitrate d'argent et le sulfate de quinine.

Quant à la nature de l'affection, elle est peut-être un premier degré de l'ophthalmie égyptienne, mais elle ne dépasse pas le caractère catarrhal et l'on n'a constaté, dans aucun cas, les granulations caractéristiques et la propagation contagieuse qui distinguent la conjonctivite purulente des armées.

M. Furnari qui, depuis 20 ans, étudie spécialement, avec une mission officielle, les affections oculaires de l'Algérie n'a jamais rencontré que des conjonctivites catarrhales, qui n'ont aucune analogie, dit-il, avec l'ophthalmie granuleuse, endémo-épidémique et contagieuse contractée et propagée en Europe depuis la campagne d'Egypte.

Le bouton de Biskra existe dans le Sahara d'Oran, je n'en ai observé aucun cas. M. Leclerc a constaté qu'il existait chez les Ouled Sidi Chikh. M. l'inspecteur Ceccaldi et après lui MM. Netter et Masnou en ont donné une excellente description. MM. Arnould et Manoha l'ont étudié à Laghouat. Nul doute qu'il ne règne dans toute la zone de nos possessions algériennes (1) où on le découvrira facilement, grâce à l'excellente étude comparative qu'en a donnée M. le docteur Henri Hamel dans les Mémoires de médecine militaire.

____

(1) M. E. Bertherand qui l'a observé de Biskra à Tuggurt, propose de lui donner le nom de *chancre du Sahara*.

Ce même recueil contient une note de M. Ricque (août 1862), qui rapproche le bouton de Biskra du pian des nègres, et en fait une manifestation de la diathèse syphilitique.

HYGIÈNE ET MALADIES DES INDIGÈNES.

J'aurais pu étendre beaucoup ce chapitre en y faisant entrer la description des oasis et des steppes du Sahara, des mœurs et des usages des Indigènes, de leur commerce, de leur industrie, etc.

Je renvoie pour les détails, aux ouvrages qui ont été publiés sur ce sujet, notamment à ceux de M. le général Daumas et de M. le colonel de Colomb, où l'élégance de la forme s'allie à la richesse et à l'exactitude du fonds.

On lira aussi avec intérêt, les voyages à Ouargla publiés par M. le commandant Colomieu dans le *Tour du Monde* (4° année, 1863, n° 193), et par M. le capitaine Trumelet : *Les Français dans le désert*, 1 vol. in-18, Paris, Garnier, 1863.

On puisera dans ces livres une idée complète de la physionomie pittoresque du désert et de ses habitants.

Je me bornerai à donner ici quelques notions succinctes sur ce que j'ai vu, ou ce qui a été noté par d'autres observateurs, au point de vue plus spécialement médical

Les habitants du Sahara se divisent en sédentaires et en nomades. Les premiers sont de race berbère ou autochthone, les autres sont des Arabes de l'invasion. Ils ne s'allient point entr'eux, mais chez les uns et chez les autres, il y a un mélange de sang noir, qui provient des enfants que les chefs de famille ont souvent de leurs négresses esclaves.

La vie des nomades se passe à conduire de nombreux troupeaux dans les régions qui promettent une végétation abondante.

En hiver, ils s'enfoncent dans les solitudes immenses du grand désert, en été ils viennent sur les plateaux qui environnent les chots.

Leurs caravanes font le commerce des échanges dans les grandes oasis, à Ouargla et dans le Touat. Elles y portent de la laine et des vêtements confectionnés dans les ksours, elles en ramènent des nègres, des dattes, et des objets provenant du centre de l'Afrique.

On a exagéré beaucoup l'importance de ces transactions.

A l'époque où les nomades se rapprochent du Tell, ils y échangent le surplus de leur laine contre des céréales et quelques produits de l'industrie européenne.

Les deux principales tribus du Sahara algérien occidental sont les *Hamian*, peuplade guerrière, et les *Ouled-sidi-Chikh*, corporation religieuse. Elles sont toutes deux riches en troupeaux et en chevaux magnifiques. Elles ont dans les Ksours, des propriétés qu'elles font gérer par des fermiers agriculteurs, auxquels elles confient en dépôt les grains et les provisions qu'elles ne veulent pas emporter dans leurs migrations périodiques.

Leurs chefs sont puissants et mènent la vie de grands seigneurs; la chasse, la guerre, la politique sont leurs seules occupations.

C'est une race vigoureuse, qui est loin d'être soumise, et que la proximité du désert rend difficile à comprimer, parce qu'elle y trouve un refuge d'où elle brave nos poursuites.

Ces nomades ont les yeux et les cheveux bruns, le regard vif, les dents blanches, les traits réguliers, la barbe rare, le teint basané, la taille bien proportionnée, le système musculaire peu prononcé ; le tempérament bilieux ou biliosonerveux prédomine parmi eux, les tempéraments sanguins lymphatiques purs sont très rares.

La femme est chétive, souffrante, d'une beauté contestable : elle fait usage de cosmétiques peu agréables pour l'odorat des Européens.

Les hommes ont le type caucasique : et chose singulière, les femmes semblent se rapprocher de la femme mongole par l'écrasement de la tête, les traits épatés, le front bas, les yeux bridés. Ils ont beaucoup d'enfants, mais ils en perdent beaucoup, faute de soins, dans les premières années ; aussi la durée de la vie moyenne est-elle courte. Si l'on voit quelques beaux vieillards, il y a peu de vieilles femmes, ou du moins elles sont toutes déjà vieilles, à l'âge où les nôtres sont à peine nubiles.

La mortalité des enfants, la stérilité des femmes, l'impuissance précoce des hommes, justifient et autorisent la polygamie dans les pays chauds pour perpétuer la race. Ces climats, en effet, portent à la volupté, mais le sens génésique sans cesse et de bonne heure en éveil s'épuise vite, il faut pour le stimuler que l'homme puisse retremper sa vigueur près d'une nouvelle épouse, dont la jeunesse et la fraîcheur parle à ses sens blasés. La polygamie n'est donc pas un indice de la puissance virile, au contraire. On a expliqué la dépravation morale et la polygamie de l'Orient par la proportion plus grande des naissances des filles ; c'est une erreur. La vraie raison de cette coutume réside dans les unions précoces et la vieillesse anticipée des femmes.

Les mœurs sont assez relachées dans le Sahara, moins chez les nomades que chez les sédentaires habitants des oasis.

L'eau étant rare dans le pays, les Sahariens ne se lavent jamais. Le coran est éludé à ce sujet et les ablutions sont pratiquées fictivement avec du sable, ou même avec un simple caillou.

Les Sahariens sont ignorants et superstitieux, deux qualités qui sont sœurs : ils ont une grande perspicacité et leurs sens sont très subtils. Aussi les espions et les guides tirent-ils des indices certains d'une trace, d'un brin d'herbe, d'une empreinte, d'une fumée, de la moindre des choses qui passerait inaperçue pour des observateurs moins sagaces.

Les vêtements des Arabes sont trop connus pour que je les décrive ici, ils sont à peu près les mêmes dans le Sahara et dans le Tell, dans les plaines et dans les oasis.

Tout le monde est d'accord sur la sobriété des Arabes en général, les Sahariens poussent cette vertu à son extrême limite.

Leur alimentation est peu substantielle ; les céréales en forment la base. Ils mangent peu de viande, quelquefois du mouton, du chameau par accident, souvent du gibier tel que lièvres et antilopes.

Les dattes sont peu en usage, le pays n'en produit pas assez pour la consommation régulière. Les nomades s'en procurent dans les oasis du Sud, les Ksouriens n'en consomment que ce que leurs jardins en donnent, et encore sont-elles de mauvaise qualité et d'une maturité imparfaite.

Les légumes et les fruits sont d'un grand secours pour les habitants des oasis. Dans les mauvaises années, une foule de plantes sont mises à contribution pour suppléer aux ressources ordinaires.

Ainsi les Sahariens usent des fruits du pistachier et du jujubier, les grains (*ould*) du *drin* sont soigneusement recueillis.

On va à la recherche des racines du *danoun* (orobanche), et des *terfès* (truffes blanches) ; enfin, on chasse les rats et les gros lézards (*deb*).

Les sauterelles sont fort appréciées, et les voyageurs ne manquent pas d'en faire provision.

Les dattes étant échauffantes, les pauvres les *raffraichissent* avec du lait ou des légumes ; les riches ont toujours des céréales ou de la viande pour varier leur régime.

Ils boivent de l'eau souvent ; quand elle manque, on y supplée par du lait aigre (*leben*). Dans les oasis, on prépare le *lagmi*, liqueur fermentée, tirée de la sève du palmier.

Les grands seigneurs prennent régulièrement du café et même du thé.

Les nomades habitent toute l'année sous des tentes en laine brune, celles des Ouled Sidi Chikh sont ornées de plumes d'autruche.

Les sédentaires résident dans des maisons construites avec des briques grossières séchées au soleil. Ils cultivent les jardins et les palmiers, travaillent la laine et gardent dans des silos les provisions des nomades, dont ils sont le plus souvent les fermiers.

Les jardins sont parfaitement entretenus, mais la vie ne s'y maintient qu'autant que l'eau est abondante ; les irrigations pénibles, continues, sont la condition essentielle d'une bonne récolte.

La terre est de mauvaise qualité, argilo-siliceuse ; elle contient beaucoup de sels, elle absorbe l'eau avec avidité, elle est froide, comme disent les agriculteurs et a besoin d'engrais.

Les excréments humains sont utilisés à cet effet avec succès, on les recueille avec soin, et c'est là un motif de propreté, qui tourne au profit de la salubrité publique.

Les irrigations sont une source de maladies et les chaleurs de l'été développent dans les eaux répandues à profusion à la surface du sol des miasmes délétères qui causent des fièvres paludéennes graves, dont les habitants des oasis portent le cachet indélébile.

Des barrages solides sont construits à Tyout. Des canaux portent l'eau dans les champs, ou bien on la puise au moyen de bascules comme dans le midi de la France. Dans d'autres oasis, il existe des puits à margelle, d'où l'on tire l'eau avec une poulie, au moyen de grandes outres (El Abiod Sidi Chikh).

Les Ksours sont protégés par un mur d'enceinte flanqué de tours rondes et carrées, le tout bâti en pisé et tombant en ruines.

Les jardins sont entourés de murs en terre ; dans les champs s'élèvent des tours étroites, carrées, hautes de 30 à 40 pieds, qui servent à surveiller les maraudeurs et à chasser les oiseaux, ces maraudeurs ailés. D'autrefois, on tend deux cordes en croix au-dessus des céréales qui mûrissent et l'on y suspend une foule d'objets grotesques et bruyants, que l'on agite sans cesse pour éloigner les oiseaux affamés et pillards.

Les maisons sont étroites et ont rarement un premier étage. Sur la cour s'ouvrent quelques chambres sales, obscures, enfumées, dépourvues de croisées et de cheminées ; les plafonds sont en bois de palmier, recouverts en palmes effeuillées en guise de lattes.

Les rues étroites, tortueuses, forment quelquefois des passages couverts et obscurs. Les portes des maisons sont très basses, elles sont fermées au moyen d'une serrure ingénieuse et fort simple, dont la clef en forme de brosse à dent porte des pointes en bois qui servent, quand on veut ouvrir la porte, à soulever autant de chevilles mobiles. Ces chevilles, dont le nombre et la disposition varient à l'infini, rendent toute fausse clef impossible, si l'on n'est pas dans le secret de celui qui a établi la serrure. Ce moyen de clôture est d'origine fort ancienne. Les Romains en faisaient usage.

On en a trouvé des modèles variés en bronze, notamment dans les chapelles sépulcrales ou hypogées ; cette serrure portait le nom de *laconienne*, ce qui indique une date très reculée.

Les mosquées sont peu monumentales, elles sont mal tenues et délabrées. Quelques marabouts (*koubba*), offrent une architecture assez savante ; ce sont des maçons venus de Figuig qui bâtissent les monuments religieux ou d'utilité publique qu'on rencontre dans le Sahara. A Moghar, un cadran solaire établi près de la mosquée sert à indiquer au mueddin l'heure de la prière.

Souvent à l'angle des rues et hors des murs existent des cabinets particuliers, indices d'une décence et d'une propreté qu'on ne s'attendrait pas à trouver dans le désert. Plusieurs villes de notre Europe civilisée n'en sont pas encore arrivées à ce perfectionnement hygiénique de la voirie.

Les cimetières sont plus étendus que les villages qu'ils

avoisinent; la ville des morts est plus grande que celle des vivants. Ce défaut de proportion ne s'explique que par le respect perpétuel des tombes et la population des nomades qui vient se grouper pendant l'été autour des oasis et y dépose ses morts.

Les Ksouriens confectionnent, avec les feuilles de palmier tressées, divers ustensiles de ménage, tels que nattes, plateaux, couffins, etc.

Nous avons trouvé, dans nos visites aux oasis, des palmiers aux formes gracieuses, de vastes chapeaux et autres objets en palmier mélangés de laines de couleur; des vêtements, des tapis, des tellis; des ateliers de teinture, où la garance est employée; des métiers à tisser formés par un cadre vertical en bois; des instruments de cardage, des fuseaux, des balances; des outils, des bâts, des poteries grossières, des outres en peau de chèvre, des sacs en cuir en peau de *Lerouy*, etc., etc.

L'aspect des ksours entourés de leurs forêts de palmiers est vraiment ravissant, c'est un spectacle qui repose agréablement l'esprit et les yeux, après avoir traversé les steppes tristes et arides du Sahara. Cependant une oasis ne paraît si fraîche, si charmante, que parce que le désert l'environne : transportée dans nos plaines fertiles de la France, l'oasis la plus délicieuse se changerait en un bosquet rôti

Les nomades ont le teint basané, ce qui tient à l'influence de la race, du climat, et à l'introduction du sang nègre dans la famille.

Les Berbères sont moins bruns que les Arabes, ils n'ont pas une constitution aussi vigoureuse, et les maladies sont bien plus fréquentes chez eux ; les scrofules, l'anémie, étiolent cette race chétive, mais plus industrieuse, plus intelligente que l'autre.

J'aurais voulu parler *de visu* de leurs maladies, mais nous faisions le vide devant nous, et notre mission consistait à ravager les jardins, démolir les maisons, brûler les palmiers, etc. Au nom de la civilisation, nous faisions acte de barbarie, nous augmentions le désert et, en un instant, nous détruisions ce qu'il avait fallu de prodiges d'industrie et de patience pour édifier et conserver. Singulière manière de nous attirer la sympathie des indigènes; mais exigences de la guerre, punition bien méritée de leur insoumission et de leurs trahisons répétées.

M. le Dr Leclerc, qui, dans son voyage, a pu observer les indigènes de près, signale, chez les oasiens de l'Ouest, des ophthalmies de toutes les formes ; la fièvre intermittente; l'impuissance chez les vieillards ; la lèpre blanche, qui peut dégénérer en lèpre noueuse, confondue souvent avec l'éléphantiasis ; le bouton de Biskra ; des teignes nombreuses ; des ulcères de mauvaise nature , tous les accidents de la syphilis congénitale ou acquise ; des hernies ombilicales, chez les enfants.

D'après M. Jus, les fièvres rémittentes et pernicieuses ne commencent à Tuggurt qu'avec les chaleurs de l'été, lorsque l'eau des fossés de la ville diminue et laisse échapper des miasmes putrides engendrés par les matières animales et végétales qui y sont accumulées.

Notre confrère et ami M. le Dr Molinier, dans ses *Souvenirs d'un médecin sur le sahara algérien* (Toulouse 1863,) nous apprend que les deux maladies principales de Tuggurt sont le *them* et l'ophthalmie purulente endémique. Le *them* est une affection qui règne dans les oasis de la province de Constantine, à partir des mois de mai et de juin. Cette maladie a été étudiée en 1856 par M. Belin, détenu politique à Lambessa, qui fut chargé de cette mission par M. le général Desvaux.

M. Belin attribue la maladie aux émanations marécageuses des fossés et des jardins qui entourent les ksours. Les symptômes sont ceux de la fièvre rémittente gastrique des pays chauds. Le traitement le plus efficace a consisté en évacuants, boissons acidulées et sulfate de quinine. M. Belin a guéri par ces moyens les 9/10e de ses malades.

M. de Colomb, dans ses ouvrages, dit que l'été est la saison des fièvres à Ouargla ; les habitants portent sur leur physionomie les signes de la cachexie palustre qui les mine. Dans le Touat, à Tidikeult, Timimoum, Gourara, etc., les fièvres sont fréquentes, mais ne sont dangereuses que par le défaut de soins et l'ignorance des médecins du pays, dont le bagage thérapeutique consiste principalement en amulettes.

Les Ksouriens vivent dans un état d'insouciance et de saleté sordide, ils se nourrissent fort mal, et en été l'usage immodéré des fruits, des melons, des concombres à peine mûrs, leur donne des diarrhées rebelles. Ils sont, en outre, sujets aux maladies de la peau, et rongés par la syphilis et la scrofule.

D'après M. Henry Duveyrier, le pays des Beni-Mzab est très sain ; les fièvres y sont inconnues, les ophthalmies communes.

Au sujet des ophthalmies, j'incline toujours à penser que ces maladies ne sont pas dues à l'influence du climat. Je crois que la saleté des habitants, leur séjour dans des pièces enfumées, la diathèse scrofuleuse ou syphilitique, la petite vérole, etc., suffisent pour expliquer les accidents et les cécités qu'on rencontre si fréquemment dans les ksours.

Nous trouvons dans les livres de M. le général Daumas les renseignements suivants : Dans le Touat, on guérit les fractures au moyen d'un appareil inamovible composé de plâtre fin, de henné pilé et de blancs d'œufs. On traite les rhumatismes, la syphilis et les autres maladies constitutionnelles, par un traitement appelé *El Baris*, dans lequel entre la salsepareille, des sudorifiques, un régime très sévère et des précautions hygiéniques.

C'est le fameux traitement *arabique*, ou diète sèche, préconisé de nos jours en France.

Pour la morsure du céraste (*lefa*), les Arabes cautérisent au fer rouge, mettent une ligature au-dessus de la blessure, y appliquent un emplâtre de musc, d'ail et d'oignons pilés, et font boire du beurre fondu.

Le *koheul* (sulfure d'antimoine) paraît propre à préserver les paupières des inflammations si communes dans le Sahara. Les ophthalmies aigues sont traitées aussi par la saignée du pied.

La graisse d'autruche est un remède très estimé, on l'emploie, en frictions, contre les refroidissements, les douleurs, les courbatures, etc.; à l'intérieur, contre la fièvre et les maladies bilieuses.

L'émir Abd el Kader a exprimé, sous une forme poétique, son opinion sur l'état sanitaire du désert : « Parmi les nomades, celui qui ne meurt pas de mort violente voit des jours sans limite. — Leurs vieillards sont les aînés des hommes. — Toute maladie, toute infirmité habite sous les toits des villes. — Les temps ont proclamé la salubrité du Sahara ! »

RÉSUMÉ.

Le Sahara est un pays étrange, où les conditions de la vie sont modifiées profondément Les phénomènes naturels s'éloignent des lois ordinaires, mais forment cependant un tout homogène, harmonique, qui semble une création à part, destiné à une société et à une civilisation particulières. Patrie disgraciée, où l'homme souffre mille incommodités, mille fatigues, mille dangers, mille privations ; mais patrie aimée et préférée, à ce point que celui qui est né dans cet enfer ne le quitterait pas pour le paradis qui a été créé pour nous si près de lui.

Les caractères propres au Sahara d'Oran expliquent tous les phénomènes qu'on y observe.

Sa latitude et son altitude expliquent son climat excessif, plus froid l'hiver, plus chaud l'été que sur la côte. Les vents, qui s'y livrent des combats furieux et y soufflent avec véhémence de tous les points de l'horizon, produisent les variations brusques de température en y accumulant les tempêtes et les orages.

Le climat, les vents, la perméabilité du sol, sa contexture, expliquent son aridité, le peu d'eau qu'on trouve à la surface et la végétation rare, vaine, rabougrie qui le couvre.

Les animaux sont ceux qui peuvent supporter facilement la soif, ils sont réduits à des types peu nombreux, dont les formes et les mœurs s'adaptent à cet habitat particulier.

Les Sahariens jouissent d'une santé excellente, ce qui tient à leur vie nomade, pastorale, frugale et à la salubrité absolue des grandes plaines désertiques. Les Berbères, confinés dans les oasis, sont sujets à de nombreuses maladies, déterminées par l'influence de la race et les mauvaises conditions hygiéniques dans lesquelles ils vivent.

Nous avons vu que nos troupes n'avaient rien à redouter de ce climat et que leur état sanitaire était excellent, tant en campagne qu'en station. Nous avons indiqué les principales précautions à prendre et les améliorations à introduire pour rendre l'existence supportable dans ces régions.

Le Sahara d'Oran a été plus peuplé autrefois qu'il ne l'est aujourd'hui. Les conditions de la vie y étaient sans doute plus favorables. L'eau surtout était plus abondante. Aujourd'hui encore il y a autant d'eau dans le Sahara que dans les autres pays, seulement elle ne séjourne pas à la surface, mais il est facile de la trouver en creusant à diverses profondeurs. L'existence des eaux artésiennes est incontestable, il faudra donc porter la sonde de ce côté comme on l'a déjà fait avec tant de succès au sud de la province de Constantine. Avec les puits artésiens, on peut améliorer et transformer le pays, le couvrir de cultures et de forêts, y créer des centres de population, et fixer la population nomade. Les essences destinées au reboisement sont toutes désignées, on préférera les pins, les genévriers et les pistachiers atlantiques qui croissent spontanément dans les montagnes ; avec de l'eau toutes les cultures sont possibles, surtout si l'on évite l'influence pernicieuse des grands ven's derrière des rideaux d'arbres ou des abris de clôture.

Le Sahara d'Oran a une grande importance à nos yeux, c'est par là que doit passer la route qui, de nos possessions algériennes, doit nous conduire vers les oasis du grand désert et les riches pays de l'équateur.

M de Colomb a démontré que, pour relier par un courant continu de communications l'Algérie et nos possessions sénégaliennes, le chemin le plus facile était de se rendre à *Figuig*, vaste agglomération d'oasis située au Sud-Ouest du Sahara d'Oran. De là, par une magnifique ligne d'eau, l'*Oued Messaoura*, qui contourne à l'est les *Areg*, on arrive très aisément au centre des oasis du Touat, qui se prolongent sur une étendue de 80 à 100 lieues, du Nord au Sud, jusqu'au 25° 30' de latitude. Les habitants des oasis de Gourara, de Tidi-Keult, du Touat, qui comptait plus de 300 villes ou villages, se sont déclarés indépendants ; il serait facile de les amener à commercer avec nous et à nous servir d'entrepôt intermédiaire entre l'Algérie et le pays des nègres. Notre autorité, notre influence leur procureraient une sécurité qui leur manque et dont l'absence rend les transactions si difficiles et si précaires dans le Grand-Désert. Il faudrait préserver les caravanes de toute attaque des tribus pillardes du Maroc, et pour cela il faudrait occuper Figuig, qui n'obéit à personne et qui donne asile à tous les mécontents, les insoumis, les coupeurs de route. etc.

Avec Tuggurt et Ouargla, nous aurions ainsi trois postes avancés dans le désert, trois phares projetant leurs lueurs tutélaires sur la mer de sable.

Il faudrait aussi intimider ou se concilier les Touaregs de l'Est. Des négociations, dans ce but, ont été préparées par M. Henri Duveyrier et menées à bonne fin par M. le colonel Mircher, dans la mission qu'il a remplie en 1862, près des chefs politiques de la nation *Targui*..

Des tentatives ont été faites au nord de la Sénégambie

pour chercher une route et des alliés qui permissent d'opérer la communication tant désirée.

Le voyage dans l'*Adrar*, exécuté en 1860, par M. le capitaine d'état-major Vincent, d'après les ordres de M. le colonel Faidherbe, est une nouvelle conquête faite sur le domaine de l'inconnu et un acheminement vers le but cherché. M. le capitaine Vincent m'a raconté lui-même les diverses péripéties de son périlleux voyage, accompli avec un courage et une intelligence rares. Il s'est avancé jusque vers le 22° de de latitude nord Il ne reste donc plus qu'une distance de cent lieues à peine à franchir et le temps n'est pas éloigné où les deux colonies françaises pourront se donner la main à travers la partie la plus inconnue du monde.

CONCLUSION.

Je crois avoir atteint le but que je me proposais, celui de faire connaître le Sahara d'Oran sous les divers points de vue qui intéressent le médecin et le savant.

Aujourd'hui, il sera facile de prévoir les inconvénients de ce sol ingrat, de ce climat exagéré. On ne s'aventurera plus sans guide, sans précédents dans ces contrées inhospitalières.

En marche, en station, en expédition guerrière, ou en exploration scientifique, suivant la région ou la saison, on saura d'avance sur quelles ressources on peut compter, quelles difficultés l'on aura à vaincre, quels périls à affronter.

Il est utile d'insister, en terminant, sur cette idée que le Sahara est habitable pour les Européens, sans danger pour leur santé, et qu'il est possible d'améliorer les conditions matérielles du désert, en amenant les eaux souterraines à la surface du sol, ce qui permettra des reboisements et des cultures qui transformeront le pays.

Ces données sont déjà précieuses.

J'ose espérer qu'on trouvera, en outre, dans cette esquisse, quelques éléments utiles à la géographie médicale et à la détermination des diverses stations ou zones botaniques et zoologiques. Ces dernieres considérations ressortent de mon travail et, quoiqu'elles ne sont pas sans but principal, je me suis attaché à les mettre en évidence ; ce sera un titre de plus à l'indulgence de mes lecteurs.

Alger. — Imprimerie de F. Paysant

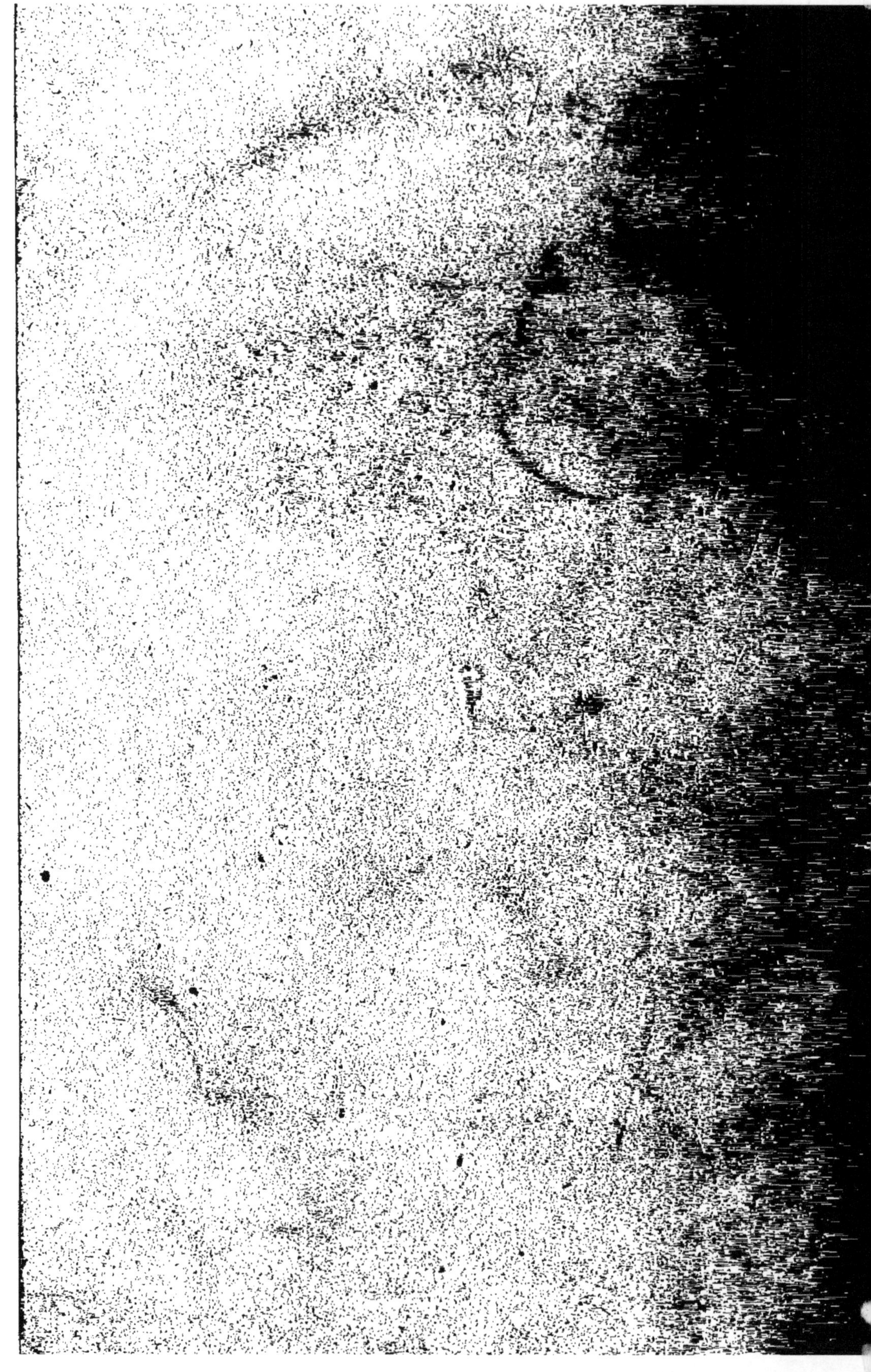

www.ingramcontent.com/pod-product-compliance
Ingram Content Group UK Ltd.
Pitfield, Milton Keynes, MK11 3LW, UK
UKHW020922140726
13695UKWH00003B/929

9 782013 686334